Schlaganfall (Apoplex), was nun?
Zögern kann fatale Folgen haben

Heinz Duthel

Schlaganfall (Apoplex), was nun?
Zögern kann fatale Folgen haben
ISBN: 9783734796142
www.bod.de
Herstellung und Verlag:
BoD - Books on Demand, Norderstedt

Vorwort
Ich hatte am 22 Dezember 2014 einen Schlaganfall morgens auf der Toilette um 5 Uhr. Um 8 , da ich nichts wusste was es ist , Schwindelanfall, Kopfschmerzen oder was auch immer, rief mein Sohn die Ambulanz an. 10 Minuten später war ich im Kölner Krankenhaus Mehrheim. Ich saß unten in der Notfall Aufnahme und musste auf einen Rollstuhl warten. Es wurde 11, es wurde 12 es wurde 15 Uhr es wurde immer später. Um 18 oder 19 Uhr hatte endlich eine Neurologin Zeit und holte mich zur Untersuchung mit meinen Sohn welcher bei mir geblieben ist da wir beide alleine zusammen leben. Um ca 22 Uhr war die Untersuchung fertig , es wurde auch eine Computertomografie (CT) gemacht und um ca 23 Uhr sollte ich in die Stroke Unit.
(Schlaganfall: Therapie – So wird der Schlaganfall behandelt. Um die Schäden des Gehirns möglichst gering zu halten, muss die Behandlung schnell erfolgen. "Zeit ist Hirn" sagen die Ärzte) Da ich aber so voll schmerzen im Kopf und Rücken war und vor allem deprimiert war auf Grund des langen Wartens, unterzeichnete ich das Stück Papier das mich aus den Krankenhaus Mehrheim entließ auf eigene Verantwortung. Das ist nun 5 Monate her, mein Kopf mein Gehirn fühlt sich wie taub an hauptsächlich auf der linken Seite manchmal das ganze Gehirn vom linken zum rechten Ohr. Dazu kommt das mich kaum mehr bewegen kann denn die ganze linke Seite bis zum linken Knie unten ist wie taub und es ist als wenn kleine Stromschläge durch den linken Teile meinen Körpers gingen. Der linke Oberarm schmerzt so, dass ich ihm nicht mehr

bewegen kann und bereits am Oberarm und die linke Schulter Muskulatur abgenommen hat und nur noch die Hälfe dessen ist, was es vor dem Schlaganfall war. Mein Hausarzt hilft mir echt durch die schmerzstillenden fast täglichen Spritzen und dadurch ist es mir möglich dieses Buch doch noch zu schreiben wenn auch nur mit der rechten Hand. Jetzt habe ich einen Termin einen neuen zum Röntgen , da mein Hausarzt davon ausgeht das es auch der Rücken oder die Nerven im Rücken sein können welche diese Lähmung diese elektrischen Stöße erzeugen.

Alle in allem: Wenn Sie einen Schlaganfall haben in Deutschland, hängt alles davon ab , wo, wann und bei welchem Arzt Sie im Krankenhaus landen und wie Sie versichert sind. Ich hoffe von ganzen Herzen das es ihnen nie passiert und wenn, dann hoffentlich nicht am Wochenende!

Wenn Sie bei sich oder einer anderen Person den Verdacht auf einen Schlaganfall haben, alarmieren Sie umgehend den Rettungsdienst. Denn ein Schlaganfall kann tödlich sein und jede Minute zählt! Wählen Sie die 112, äußern Sie Ihren Verdacht, schildern Sie die Symptome und warten Sie anschließend die Rückfragen der Leitstelle ab.

Heinz Duthel, Mai 2015

Danksagung für die vielen Emails und Hinweise an:

Professor Dr. Jorg Russman Chefarzt der Neurologischen Abteilung der Klinik in Wien. Er studierte Humanmedizin an der Universität Hamburg und promovierte im Jahr 1989. Auf eine Zeit als Assistenzarzt an verschiedenen Kliniken folgte von 1994 bis 1996 ein Auslandsaufenthalt als Stipendiat der Deutschen Forschungsgemeinschaft an der Stanford University School of Medicine. 1998 habilitierte er im Fach Neurologie. Seit 2010 ist er Chefarzt der Neurologischen Abteilung der Wiener Klinik.

Was ist ein Schlaganfall?

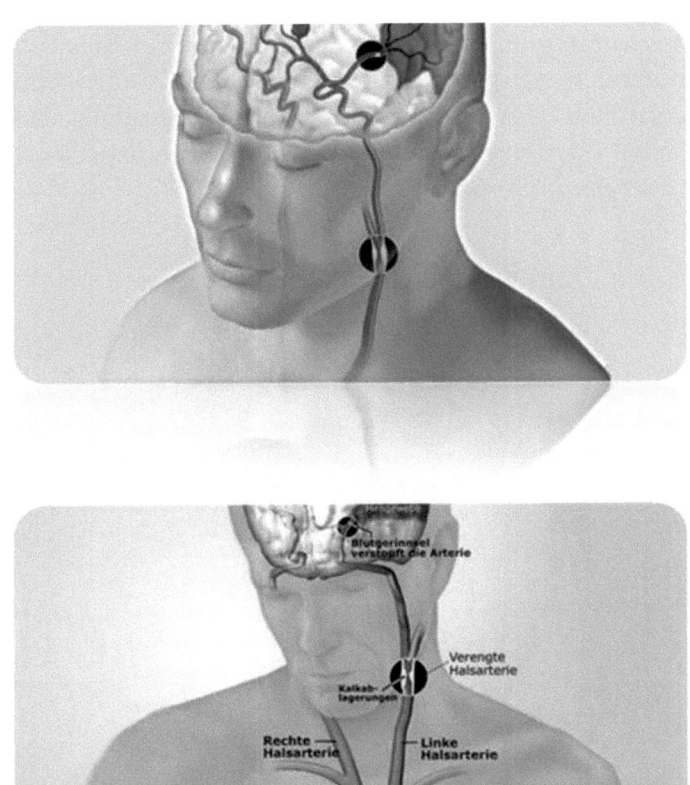

Graphiken Uniklinik Wien 2015

Wichtig: Jeder Schlaganfall ist ein Notfall. Es gilt: "Zeit ist Hirn". Das heißt je schneller Helfer reagieren und den Patienten einer sachgerechten Versorgung zuführen, umso eher kann der Schaden minimiert werden. Zögern Sie also nicht, sofort beim Auftreten der Symptome eines Schlaganfalls bei Ihnen oder einer anderen Person den Rettungsdienst unter der Nummer 112 zu alarmieren!

Was passiert bei einem Schlaganfall im Körper?

Ein Schlaganfall ist eine mehr als 24 Stunden anhaltende Störung der Gehirnfunktion aufgrund einer plötzlichen Minderversorgung eines Hirnbereichs mit Blut. Das bedeutet: Die grauen Zellen in einem bestimmten Gehirnbereich erhalten nicht mehr ausreichend Sauerstoff und Nährstoffe. Sie drohen daher abzusterben. Je nachdem wie stark und wie lange die Durchblutung beeinträchtigt ist, kann das betroffene Gehirnareal seine Aufgabe entweder vorläufig oder dauerhaft nicht mehr erfüllen. Die sicht- oder spürbaren Folgen der beeinträchtigten Gehirnfunktion können zum Beispiel Probleme beim Sprechen, Lähmungen von Gliedmaßen, ein hängender Mundwinkel oder Sehstörungen sein.

Verschwinden diese Ausfälle sehr rasch oder zumindest innerhalb von 24 Stunden wieder, sprechen Mediziner von einer vorübergehenden (transistorischen) ischämischen Attacke (TIA). Man sollte aber beim Auftreten von Schlaganfallsymptomen auf keinen Fall abwarten, sondern auch bei einer TIA umgehend die 112 anrufen: Denn das Risiko für einen Schlaganfall ist nach einer TIA deutlich erhöht. Um Schlimmeres möglichst zu vermeiden, sollten sich die Betroffenen rasch in ärztliche Behandlung begeben.

Für die Störung der Durchblutung des Gehirns gibt es zwei Hauptursachen: In etwa 80 Prozent der Fälle sind Blutgefäße "verstopft", beispielsweise durch ein verschlepptes Blutgerinnsel (Embolus) oder aufgrund einer Gefäßverkalkung (Arteriosklerose). Dies bezeichnet man als ischämischen (weißen) Schlaganfall. Seltener ist der Schlaganfall durch eine Blutung im Gehirn verursacht (hämorrhagischer oder roter Schlaganfall).

Zahlen und Fakten

In Deutschland erleiden etwa 270.000 Menschen pro Jahr einen Schlaganfall. Mehr als 80 Prozent der Betroffenen sind über 60 Jahre alt. Doch auch Jüngere kann es treffen: Laut Schätzungen treten etwa fünf bis zehn Prozent der Schlaganfälle bei unter 50-Jährigen auf. Selbst Neugeborene und Kinder können einen Schlaganfall erleiden!

Ein Schlaganfall kann - je nach betroffenem Gehirnareal und Schweregrad - ganz unterschiedliche Symptome zur Folge haben. Während beim einen Patienten ausschließlich der Mundwinkel etwas hängt, kann der andere schlagartig nicht mehr sprechen, sieht nichts mehr oder kann Arm und/oder Bein nicht mehr bewegen. Neben Sprach- und Sprachverständnisstörungen, Sehstörungen, Lähmungen und Taubheitsgefühlen, die typischerweise nur eine Körperhälfte betreffen, können auch ein plötzlich einsetzender, starker Schwindel, Gangstörungen oder seltener starke Kopfschmerzen auftreten.

Der weibliche Schlaganfall

Frauen erleiden - außer in der Altersgruppe der über 85jährigen – etwas seltener als Männer einen Schlaganfall. Aber sie sterben öfter daran. Dies wird auf verschiedene Ursachen zurückgeführt: So ist zum Beispiel das Erkrankungsalter im Durchschnitt höher, damit sind die Regenerationschancen geringer. Auch die Symptome können bei Frauen anders ausfallen, so dass die Diagnose eventuell erst später gestellt wird. Aufgrund der höheren Lebenserwartung leben zudem viele ältere Frauen allein, so dass häufig zunächst niemand den Schlaganfall bemerkt.

Folgen eines Schlaganfalls

Entscheidend, um die Folgen zu mildern, ist ein möglichst rascher Behandlungsbeginn. Bei mehr als der Hälfte der Personen, die einen Schlaganfall erleiden, ist nach einem Jahr noch eine unterschiedlich stark ausgeprägte Behinderung festzustellen. Laut den Ergebnissen einer Nachbefragung des Schlaganfallregisters Nordwest-Deutschland leben etwa 70 Prozent aller überlebenden Schlaganfall- und TIA-Patienten drei Monate nach dem Ereignis relativ unabhängig zuhause.

An die akute Therapie im Krankenhaus schließt sich in der Regel eine Rehabilitation an. Für viele Schlaganfallpatienten heißt es nicht den Mut verlieren: Da das Gehirn auch bei Erwachsenen eine gewisse Plastizität besitzt, können sich die aufgetretenen Störungen und Behinderungen über Monate hinweg zurückbilden. Auch mehr als ein halbes Jahr nach einem Schlaganfall lassen sich unter Umständen noch weitere Verbesserungen erreichen.

Eine verständlicherweise häufige Schlaganfallfolge ist die Depression. Hier gilt es frühzeitig mit Medikamenten, die depressive Symptome wirkungsvoll lindern helfen – sogenannten Antidepressiva – einzugreifen. Studien zeigen, dass eine frühzeitige medikamentöse Behandlung der Depression günstigere Voraussetzungen für eine Rehabilitation schafft und damit das Behandlungsergebnis verbessert.

Erste Maßnahmen bei einem Schlaganfall

Wenn Sie bei sich oder einer anderen Person den Verdacht auf einen Schlaganfall haben, alarmieren Sie umgehend den Rettungsdienst. Denn ein Schlaganfall kann tödlich sein und jede Minute zählt! Wählen Sie die 112, äußern Sie Ihren Verdacht, schildern Sie die Symptome und warten Sie anschließend die Rückfragen der Leitstelle ab. Falls außer Ihnen weitere Personen zugegen sind, können Sie diese Aufgabe auch jemandem übertragen, während Sie erste Hilfe leisten.

Lassen Sie den Betroffenen möglichst nicht alleine, sprechen Sie mit ihm und beruhigen Sie ihn. Wenn er bei Bewusstsein ist, sollten Sie ihn auf dem Rücken und mit leicht erhöhtem Oberkörper (circa 30°, zum Beispiel durch ein Kissen im Rücken) lagern. Ist er bewusstlos oder erbricht er, legen Sie ihn stattdessen in die stabile Seitenlage. Überprüfen Sie regelmäßig Atmung und Puls! Falls Sie keine Atmung oder keinen Herzschlag feststellen können, beginnen Sie sofort mit Wiederbelebungsmaßnahmen. Geben Sie dem Betroffenen nichts zu trinken und zu essen, da seine Schluckfunktion gestört sein könnte. Falls Zahnprothesen die Atmung behindern könnten, nehmen Sie sie heraus. Öffnen Sie gegebenenfalls beengende oder einschnürende Kleidung.

Nach dem Eintreffen wird sich der Rettungsdienst oder Notarzt um den Patienten kümmern und ihn - falls sich der Verdacht auf einen Schlaganfall bestätigt - in die Klinik transportieren.

Viel zu viel Zeit verstreicht nach einem Schlaganfall. Die meisten Patienten warten zu lange ab, bis sie schließlich einen Arzt aufsuchen. "Nur zehn Prozent der Patienten kommt innerhalb einer Stunde in die Klinik", sagte der Neurologe Prof. Darius Nabavi zum Tag gegen den Schlaganfall am 10. Mai. Doch was sind die genauen Symptome? Denn ein Schlaganfall verursacht oft keine Schmerzen.

Die Symptome eines Schlaganfalls werden von den Betroffenen oftmals zu spät erkannt, was fatale Folgen für die weitere Behandlung haben kann. Beispielsweise können „rund 10.000 Menschen mit einem schweren Schlaganfall jährlich in Deutschland vor Behinderung und Tod bewahrt werden, wenn Schlaganfallexperten das blockierende Blutgerinnsel im Gehirn mit einem Spezialkatheter frühzeitig entfernen" würden, berichtet die Deutsche Schlaganfall-Gesellschaft anlässlich des Tages gegen den Schlaganfall am 10. Mai.

Schwindel und Taubheit

Schwindel, Taubheit oder Sprechstörungen sind wichtige Warnhinweise, die ernst genommen werden sollten. Nicht immer leiden die Betroffenen an Schmerzen. Oft bleibt ein Schlaganfall lange unbemerkt. Das hat fatale Folgen für den Patienten. „Ein Schlaganfall tut nicht weh – so wie zum Beispiel ein Herzinfarkt", so Uwe Meier vom Berufsverband Deutscher Neurologen. „Dennoch sollten bei Betroffenen die Alarmglocken läuten, wenn sie diese Symptome haben."

Die ersten Stunden nach dem Eintreten eines Schlaganfalls sind für eine erfolgreiche Behandlung besonders wichtig. Doch werden die Symptome wie Sprachstörungen, Schwindel oder Taubheitsgefühl oftmals nicht mit einem Schlaganfall in Zusammenhang gebracht, insbesondere solange Kopfschmerzen als Leitsymptom ausbleiben, wie der Neurologe, Professor Darius Nabavi, Vorsitzender der Stroke-Unit-Kommission der Deutschen Schlaganfall-Gesellschaft (DSG) berichtet. „Nur zehn Prozent der Patienten kommt innerhalb einer Stunde in die Klinik", so Nabavi.

Zwar werde innerhalb von drei Stunden ein gutes Drittel der Patienten ins Krankenhaus eingeliefert doch „dieser Anteil ist seit Jahren nahezu unverändert", so der DSG-Vorsitzende. Sobald der Notruf 112 gewählt wurde, funktioniere die Versorgung in Deutschland nahezu perfekt, berichtet der Experte weiter. Zur Behandlung der Betroffenen stehen in vielen Kliniken mittlerweile sogenannte Stroke Units als Spezialstationen zur Verfügung. Die Ärzte unterscheiden Schlaganfälle dabei je nach Ursache in den sogenannten „Hirninfarkt", bei dem eine Mangeldurchblutung (Ischämie) im Gehirn vorliegt (beispielsweise infolge eines Gefäßverschlusses) und die „Hirnblutung", bei der ein Austritt von Blut im Gehirn den Schlaganfall bedingt.

Zögern kann fatale Folgen haben

Um eine erfolgreiche Behandlung zu erreichen, sind die ersten Stunden nach dem Schlaganfall entscheidend, doch verstreicht hier nach Einschätzung der Experten bei einem Großteil der Patienten zu viel Zeit, bis ein Arzt hinzugezogen wird. Eine Kombination aus mangelnder Eigenwahrnehmung, Unwissen und auch Scham verleite Betroffene und deren Angehörige oft zum Abwarten. Zudem würden einige Betroffene wider besseren Wissens nicht in die Klinik gehen, so die Mitteilung der „dpa". Schlimmstenfalls hat dieses Verhalten tödliche Folgen. Erreichen die Schlaganfall-Patienten eine Klinik, erfolgt hier laut Angaben der Deutschen Schlaganfall-Hilfe meist eine schnelle und zielgerichtete Versorgung, was sich in den rückläufigen Sterberaten widerspiegele.

Mängel bei der Nachsorge der Schlaganfall-Patienten

Defizite bestehen laut Angaben von Professor Matthias Endres, Direktor der Klinik für Neurologie und des Centrums für Schlaganfallforschung der Charité, allerdings auch bei der Nachsorge von Schlaganfall-Patienten. „Uns gehen dabei zahlreiche Patienten verloren – etwa wenn sie Depressionen entwickeln oder Koordinations- und Sprachstörungen haben, bestehende Angebote aber nicht wahrnehmen", so Prof. Endres, gegenüber der „dpa". Zudem steige bei Patienten mit Bluthochdruck oder Vorhofflimmern das Risiko für einen neuerlichen Schlaganfall, wenn sie unbehandelt bleiben. Hier kann eine vorbeugende Medikation Abhilfe schaffen, doch würden Studien darauf hinweisen, das Medikamente wie Blutverdünner von den Patienten auf Dauer nicht regelmäßig eingenommen werden. Denn anders als beispielsweise bei Schmerzmitteln sei kein „Belohnungseffekt" nach dem Einnehmen der Tabletten feststellbar.

Schlaganfall-Lotsen begleiten die Betroffenen

Um den Schlaganfall-Patienten und Angehörigen „nach der plötzlichen Erkrankung mit oft schwerwiegenden Behinderungen langfristig eine hohe Lebensqualität zu erhalten", kommen auch sogenannte Schlaganfall-Lotsen zum Einsatz, die Patienten ein Jahr lang nach dem Ereignis begleiten, berichtet die Deutsche Schlaganfall-Hilfe. Die Lotsen „beraten, koordinieren Behandlungen, unterstützen in sozialrechtlichen Fragen und achten darauf, dass Therapieempfehlungen eingehalten werden", so die Deutsche Schlaganfall-Hilfe weiter. Allerdings gibt es laut Aussage von Professor Nabavi derzeit noch zu wenige Schlaganfall-Lotsen, um alle Betroffene zu erreichen. Die Lotsen würden mit den Patienten zum Beispiel vereinbaren, dass sie regelmäßig zum Arzt gehen oder selbstständig ihren Blutdruck überwachen, was je nach sozialem Status, Bildung und Umfeld nicht selbstverständlich sei, so der Experte gegenüber der „dpa". Von einem Schlaganfall betroffen sind den Zahlen der Stiftung Deutsche Schlaganfall-Hilfe zufolge knapp 270.000 Menschen pro Jahr. Das Durchschnittsalter der Betroffenen liegt bei deutlich über 70 Jahren, aber auch unter 30-Jährige sind zunehmend betroffen, wird Nabavi von der „dpa" zitiert.

Schlaganfall: Ursachen – Wie kommt es zum Schlaganfall?

Zwei Mechanismen sind die Hauptursachen für einen Schlaganfall: Eine Minderdurchblutung durch einen Gefäßverschluss (ischämischer Infarkt) oder eine Blutung (hämorrhagischer Infarkt)

Unser Gehirn muss konstant mit Blut versorgt werden, denn nur so erhält es Sauerstoff und Nährstoffe. Fehlt die Durchblutung, stört das bereits nach kürzester Zeit die Funktion der Nervenzellen im betroffenen Hirnbereich und kann zu ihrem Absterben führen. Wie dramatisch ein Schlaganfall verläuft, hängt damit von der Dauer der Unterversorgung sowie von Umfang und Lage des betroffenen Bereichs ab.

Zwei Hauptmechanismen beim Schlaganfall: Blutmangel (Ischämie) und Einblutung (Hämorrhagie)

Ursache der eingeschränkten Durchblutung ist in den meisten Fällen (etwa 80 Prozent) ein verstopftes Blutgefäß. Diese Form des Schlaganfalls wird auch als ischämischer Insult, ischämischer Infarkt, weißer Infarkt oder Hirninfarkt bezeichnet. Die Ursache des verstopften Gefäßes ist häufig eine Gefäßverkalkung (Arteriosklerose). Es kommt aber auch die Einschwemmung eines Blutgerinnsels in Betracht (Embolie). Eine sehr häufige Quelle für diese Blutgerinnsel ist das Herz. Vor allem bei

Vorhofflimmern, einer Herzrhythmusstörung mit sehr rasch schlagendem linken Herzvorhof, bilden sich Thromben, die ins Gehirn gespült werden können.

Ein Schlaganfall kann jedoch auch durch eine Blutung verursacht sein. Dabei reißt eines der Hirngefäße. Das enthaltene Blut tritt in das umliegende Gehirngewebe ein, die nachfolgenden Gebiete werden nicht mehr richtig durchblutet. Zudem schädigt das Blut das umliegende Hirngewebe zum Beispiel durch erhöhten Druck auf die Zellen. Im Falle einer Blutung spricht man von einem hämorrhagischen (blutigen) oder roten Schlaganfall.

Mangelnde Durchblutung: Ischämischer Schlaganfall

Gefäßschädigende Prozesse wie Arteriosklerose (Verkalkung der Gefäße) können alle Bereiche des Körpers betreffen – auch die Gefäße, die zum Gehirn führen oder im Gehirn liegen. Wenn das Gefäß zu eng wird, kann es passieren, dass die dahinter liegenden Gehirngebiete nicht mehr richtig durchblutet werden. Besonders oft betrifft das die sogenannten "Endstromgebiete", die sehr weit vom Herzen entfernt liegen und wo es keine doppelte Gefäßversorgung durch zwei verschiedene Arterien gibt.

Eingeschwemmte Gerinnsel (Embolien) führen zu einer plötzlichen Verstopfung von Blutgefäßen. Eine

Embolie entsteht, wenn ein Blutpfropfen (Embolus) aus anderen Teilen des Körpers vom Blutstrom mitgerissen wird und in den kleineren Gefäßverästelungen stecken bleibt. Die Blutpfropfen können zum Beispiel im linken Vorhof des Herzens entstehen, wenn der Blutfluß durch Herzrhythmusstörungen wie Vorhofflimmern stark verlangsamt ist.

Blutung im Gehirn: Hämorrhagischer Schlaganfall

Beim hämorrhagischen Schlaganfall blutet es aus einem defekten Gefäß ins Hirngewebe ein. Durch die Volumenzunahme im knöchernen Schädel werden nicht nur die Zellen in der Umgebung sondern unter Umständen auch lebenswichtige Zentren des Gehirns, zum Beispiel die für die Regulation von Atmung und Herzschlag zuständigen Bereiche, "gequetscht" und dadurch beeinträchtigt. Außerdem erhalten die Gehirnzellen, die von dem defekten Gefäß mit Blut versorgt werden sollten, nicht mehr ausreichend Sauerstoff und Nährstoffe.

Ein Teil der Schlaganfälle wird durch eine spezielle Form der Blutung, die Subarachnoidalblutung (SAB) verursacht. Unser Gehirn wird von einer dünnen Haut, der Arachnoidea (Spinnwebhaut) umhüllt. Im Raum zwischen Spinnwebhaut und Gehirn, dem Subarachnoidalraum, befindet sich eine Flüssigkeit, das sogenannte Hirnwasser. Es polstert das Gehirn vor Stößen ab. Auch die das Hirn versorgenden Blutgefäße liegen hier. Manche Menschen haben sackartige Ausbuchtungen dieser Gefäße (Aneurysmen), die selten bereits angeboren sein können. Häufiger entstehen sie im Laufe der Jahre durch den schädigenden Einfluss des Rauchens und erhöhten Blutdrucks. Diese Aneurysmen können platzen, dann gelangt Blut in den Subarachnoidalraum und drückt von außen auf das Gehirn. Solch eine Subarachnoidalblutung führt zu plötzlich einsetzenden, heftigsten Kopfschmerzen (Vernichtungskopfschmerz) und ist eine schwere Erkrankung, die in einem entsprechend spezialisierten Zentrum behandelt werden muss.

Alter oder genetische Anlagen können wir nicht beeinflussen. Doch auch verschiedene andere Faktoren begünstigen die Entstehung eines Schlaganfalls. Hier kann man aktiv gegensteuern und durch einen gesunden Lebensstil sowie Behandlung von anderen Erkrankungen das Risiko senken. Wer mehrere Risikofaktoren aufweist (zum Beispiel Rauchen, hoher Blutdruck und Bewegungsmangel), ist besonders gefährdet.
Risikofaktoren für einen Schlaganfall:

Alter: Mehr als 80 Prozent der Schlaganfallopfer sind älter als 60 Jahre.

Genetische Veranlagung

Diabetes mellitus, Bluthochdruck, erhöhte Cholesterinwerte und Rauchen begünstigen eine Arteriosklerose

Herzkrankheiten, insbesondere Vorhofflimmern und Herzklappenerkrankungen: Hier kann es passieren, dass das Blut nicht in idealer Weise durch das Herz strömt, dadurch können sich Blutgerinnsel bilden. Diese können in die Gehirngefäße geschwemmt werden und dort zum Gefäßverschluss (Embolie) und damit zum Schlaganfall führen.

Übergewicht und mangelnde Bewegung

Migräne: Bei einigen Migräneformen ist das Risiko für Schlaganfälle erhöht.

zu hoher Alkoholkonsum

Wichtig: Jeder Schlaganfall ist ein Notfall, der tödlich enden kann. Betroffene müssen schnellstmöglich professionell versorgt und in ein Krankenhaus, am besten mit einer speziellen Schlaganfallstation, einer sogenannten "Stroke Unit", gebracht werden.
Achtung, auch wenn die untenstehenden Symptome nur kurz andauern:

Nehmen Sie diese Warnzeichen unbedingt ernst, rufen Sie die 112 an und lassen Sie die Ursache am besten in einer Stroke Unit abklären!

Es könnte sich um eine TIA handeln, die ein "Vorbote" eines Schlaganfalls sein kann: Mehr als ein Viertel der Patienten mit TIA erleiden innerhalb von fünf Jahren einen Schlaganfall. In den ersten beiden Tagen nach einer TIA beträgt das Schlaganfall-Risiko bis zu 10 Prozent. Um einem Schlaganfall vorzubeugen ist es daher wichtig, dass Betroffene die Ursache unverzüglich klären lassen!

Anzeichen eines Schlaganfalls können zum Beispiel sein:

plötzliche einseitige Lähmung oder Kraftminderung ohne andere Ursache, insbesondere im Arm und/oder Bein

einseitiges Taubheitsgefühl in Arm, Bein, im Gesichtsbereich (taubes, pelziges oder kribbeliges Gefühl), einseitig herabhängender Mundwinkel, Lähmung einer Gesichtshälfte

Sehstörungen (verschwommenes, doppeltes oder eingeschränktes Sehen) bis hin zur vorübergehenden Erblindung

Sprechstörungen (undeutliches Sprechen, Wiederholungen von Wörtern oder Silben, lange Pausen) bis hin zum Verlust des Sprachvermögens

Verminderte Ausdrucksfähigkeit (der Betroffene kann nicht mehr benennen, was er möchte oder äußert sich sinnlos)

Verständnisstörungen (Anweisungen werden nicht oder falsch umgesetzt)

Plötzlich auftretende Gleichgewichtsstörungen und Schwindel

Bewusstlosigkeit

Starke Kopfschmerzen (setzen schlagartig ein und sind kaum zu ertragen: typisch bei einer Gehirnblutung)

Erste Hilfe: Jede Minute zählt!

Je früher einem Schlaganfallpatienten fachgerecht geholfen wird, desto mehr Hirngewebe kann gerettet werden. Durch geeignete Erste Hilfe-Maßnahmen und sofortiges Alarmieren des Rettungsdienstes können daher wertvolle Sekunden gespart werden. Falls möglich, merken Sie sich den Zeitpunkt, zudem die ersten Schlaganfallsymptome aufgetreten sind. Dies ist wichtig für den Rettungsdienst und die weiteren Therapiemöglichkeiten.
Rettung alarmieren und erste Hilfe leisten bei einem Schlaganfall:

Sofort den Notruf 112 wählen (gilt europaweit auf Handy und Festnetz), auf den Verdacht eines Schlaganfalls hinweisen, die Fragen der Leitstelle beantworten und warten, bis diese das Gespräch beendet.

Den Betroffenen beobachten, nicht alleine lassen, ihn beruhigen und mit ihm sprechen.

Gegebenenfalls beengende Kleidung lockern, Zahnprothesen entfernen.

Nichts zu Essen oder zu Trinken geben, da das Schlucken gestört sein könnte!

Ist der Betroffene bei Bewusstsein, mit etwa 30 Grad erhöhtem Oberkörper ruhig lagern, zum Beispiel mit einem Kissen im Rücken.

Bei Erbrechen oder Bewusstlosigkeit: Den Betroffenen in die stabile Seitenlage bringen, immer wieder Puls und Atmung kontrollieren.

Können Sie keinen Puls oder keine Atmung feststellen, legen Sie den Betroffenen auf dem Rücken auf eine harte Unterlage (zum Beispiel den Boden) und beginnen Sie unverzüglich mit den Wiederbelebungsmaßnahmen

Teilen Sie dem Notarzt beziehungsweise dem eintreffendem Rettungsdienst die beobachtete Symptomatik und die Vorerkrankungen des Patienten mit. Geben Sie wenn möglich auch eine Liste der Medikamente mit, die der Betroffene einnimmt sowie die Uhrzeit des Auftretens der ersten Schlaganfallsymptome

Schlaganfall: Diagnose – Wie der Arzt den Schlaganfall feststellt

Wichtig sind vor allem bildgebende Verfahren, wie die Computertomografie (CT) und die Magnetresonanztomografie (MRT). Sie ergänzen die körperliche Untersuchung und helfen, einen Schlaganfall zu erkennen

Der Notarzt oder der Rettungsdienst kümmert sich nach seinem Eintreffen um die erste Versorgung des Patienten. Dazu gehören die Sicherstellung von Puls und Atmung. Unter anderem werden Blutdruck, Häufigkeit des Herzschlages und der Blutzucker gemessen. Der Betroffene und die Angehörigen beziehungsweise anwesenden Personen werden zur Krankengeschichte des Schlaganfallpatienten, zu Symptomen und Risikofaktoren befragt. Es ist hilfreich, wenn das Auftreten der ersten Krankheitszeichen mit einer möglichst genauen Uhrzeit angegeben werden kann. Eine orientierende körperliche Untersuchung ermittelt Lähmungen, Bewusstseinsstörungen, Sprachvermögen sowie Sprachverständnis und Gefühlsstörungen.

Der Patient erhält gegebenenfalls Sauerstoff, notfalls über einen Schlauch in die Luftröhre (Intubation). Üblicherweise bekommt er zudem einen Zugang in die Vene gelegt, über den Flüssigkeit und Medikamente gegeben werden können. Der Rettungsdienst transportiert den Patienten dann rasch in ein Krankenhaus, das - wenn möglich - eine auf Schlaganfälle spezialisierte Abteilung (Stroke Unit) haben sollte. In der Regel sollte auch eine etwas längere Anfahrtszeit in Kauf genommen werden, um eine spezialisierte Versorgung auf einer Stroke Unit zu ermöglichen.

Im Krankenhaus liefern die Ergebnisse der Tests der Nervenfunktionen Anhaltspunkte dafür, welche Teile des Gehirns vom Schlaganfall betroffen sind und wie stark die Schädigung ist. Eine Blutabnahme und -untersuchung informiert unter anderem über Blutbild, Blutgerinnung, Entzündungsparameter sowie Risikofaktoren wie erhöhte Cholesterin- oder Blutzuckerwerte.
Computertomografie, Magnetresonanz-Tomografie

Mittels bildgebender Verfahren wie Computertomografie oder Magnetresonanz-Tomografie wird das Gehirn des Patienten genau untersucht. Vor allem wird geklärt, ob ein ischämischer oder hämorrhagischer Schlaganfall vorliegt – also eine Durchblutungsstörung oder eine Hirnblutung (siehe Kapitel Ursachen). Außerdem können die Hirngefäße mittels einer CT-Angiografie dargestellt werden, um Verstopfungen zu erkennen. Da eine Durchblutungsstörung erst nach Stunden nachweisbar sein kann, erfolgt gegebenenfalls auch eine spezielle Untersuchung der Hirndurchblutung mittels Kontrastmittel (CT-Perfusion). Zur genaueren Abklärung oder bei Verwendung bestimmter Techniken auch als Ersatz für ein CT kann eine Magnetresonanztomografie (MRT, auch: Kernspin-Tomografie) erfolgen. Hier sind Schäden durch eine Minderdurchblutung bereits früher als im CT zu erkennen.

Ultraschall der Halsgefäße und weitere Diagnostik

Eine spezielle Art des Ultraschalls, die Duplex-Sonografie, zeigt auch, ob und wie stark die hirnversorgenden Blutgefäße von Arteriosklerose ("Gefäßverkalkung"), Verengung und Thrombose der Gefäße betroffen sind. Dies hilft bei der Ermittlung der Ursachen des Schlaganfalls. Zum Beispiel werden die Halsschlagadern so auf ihre Durchlässigkeit überprüft. Alternativ ist auch eine

Darstellung der Gefäße mit Kontrastmittel im CT oder MRT möglich (siehe oben).

Um Herzrhythmusstörungen festzustellen, wird ein Elektrokardiogramm (EKG) gemacht. Mittels einer Ultraschalluntersuchung über die Brustkorboberfläche oder über die Speiseröhre (Schluckecho) können beim Verdacht auf eine Herzerkrankung nähere Details ermittelt werden. So lassen sich zum Beispiel Blutgerinnsel in den Vorhöfen nachweisen.

Schlaganfall: Therapie – So wird der Schlaganfall behandelt

Um die Schäden des Gehirns möglichst gering zu halten, muss die Behandlung schnell erfolgen. "Zeit ist Hirn" sagen die Ärzte

In der Notfalltherapie geht es darum, das Leben des Patienten zu erhalten und sein Gehirn zu schützen. Danach zielt die Behandlung auf ein weitestmögliches Wiederherstellen der durch den Schlaganfall beeinträchtigten Funktionen, wofür zudem meist eine Rehabilitation angeschlossen wird. Behandlung eines ischämischen Schlaganfalls

Bei einem ischämischen Schlaganfall geht es darum, die Durchblutung des betroffenen Gehirnbereichs – falls möglich – so rasch wie möglich wiederherzustellen. Das Mittel der Wahl ist dabei die sogenannte systemische Thrombolyse - auch kurz Lyse genannt, bei der ein blutgerinnselauflösendes Mittel über die Vene verabreicht wird. Das Zeitfenster dafür ist eng: die Therapie mithilfe der Blutgerinnsel-auflösenden sogenannten systemischen Thrombolyse mit rt-PA sollte möglichst innerhalb von viereinhalb Stunden nach Auftreten der ersten Schlaganfallsymptome beginnen.

Eine möglichst rasche Wiedereröffnung des verstopften Gefäßes trägt dazu bei, Todesfälle zu reduzieren und die Behinderungen durch den Schlaganfall möglichst gering zu halten. Allerdings geht sie mit einem gewissen Risiko für Hirnblutungen einher und ist zum Beispiel aufgrund bestimmter Vorerkrankungen nicht für jeden Patienten geeignet.

Bei bestimmten Formen des ischämischen Schlaganfalls kommt auch eine weitere, neue Behandlungsmethode, die mechanische Thrombektomie, infrage. Dabei verwenden die Ärzte einen sehr dünnen Katheter, der an die Stelle des Gefäßverschlusses geführt wird. Mit dem Katheter wird das Blutgerinnsel dann mechanisch entfernt und abgesaugt. Die Thrombektomie kommt nur für etwa fünf Prozent der Schlaganfallpatienten infrage, die nämlich ein Gerinnsel an den großen Hirngefäßen aufweisen. Hier gelten dann etwas größere Zeitfenster von sechs bis zu acht Stunden. Die Thrombektommie ist eine komplizierte und aufwändige Methode, die nur von erfahrenen Spezialisten durchgeführt werden kann und daher nur in größeren Zentren angeboten wird.

Behandlung eines hämorrhagischen Schlaganfalls

Bei einer Blutung stehen zwei Dinge im Vordergrund: Die Blutung – falls möglich und noch nicht von selbst geschehen – zum Stillstand zu bringen und negative Auswirkungen durch die Blutung zu vermeiden. Denn tritt Blut aus den Gefäßen in das Hirngewebe aus, so verdrängt das entstehende Blutgerinnsel das umliegende Gewebe und durch den daraus entstehenden Druck können noch gesund Gehirnteile geschädigt werden. Dies kann zu einer lebensbedrohlichen Verschlechterung des Gesundheitszustandes des Patienten führen. Zudem schädigen die im Blut enthaltenen Stoffe teilweise die Gehirnzellen. Daher kann es gerade bei größeren Blutungen nötig sein, das Blut mittels einer Operation zu beseitigen. Um den Druck auf das Gehirn zu reduzieren, kann sogar eine Öffnung des knöchernen Schädels sinnvoll sein, um eine Entfernung des Blutes möglich zu machen beziehungsweise dem Hirngewebe Platz zum Ausweichen einzuräumen.

Manchmal lässt sich das Leck im Gefäß auch verschließen. Dies gilt besonders bei Gefäßausstülpungen im Gehirn, sogenannten Aneurysmen. Ist eine Blutung durch zur hohen Blutdruck bedingt, gilt es, diesen vorsichtig zu senken. Allerdings nicht zu viel auf einmal: Sonst droht wiederum eine Minderdurchblutung des Gehirns.

Die Stroke Unit – Spezialstation für Schlaganfälle

Die Schlaganfallstation ist eine spezielle Einrichtung mit der Möglichkeit einer besonders intensiven Betreuung von Patienten mit einem akuten Schlaganfall, die so auf einer normalen Station nicht gewährleistet werden kann. In der Akutphase des Schlaganfalls ist der Krankheitsverlauf meist noch instabil, so dass eine besonders intensive Versorgung des Patienten erforderlich ist. Angestrebt wird die möglichst rasche Verbesserung beziehungsweise die Vermeidung der Zunahme der Symptome, die in der ersten Krankheitsphase noch möglich ist. Auf der Schlaganfallstation arbeitet ein Team aus besonders geschulten Ärzten und Pflegepersonal zusammen mit Physiotherapeuten, Ergotherapeuten, Logopäden (Sprachtherapeuten) und Sozialarbeitern.

Die Schlaganfallstation hat folgende Aufgaben:

die rasche Diagnostik des Schlaganfalls als Voraussetzung für eine gezielte Therapie (Thrombolyse, gegebenenfalls Thrombektomie)

die kontinuierliche Überwachung von Blutdruck, Herzaktion, Sauerstoffgehalt im Blut, Blutzucker, Körpertemperatur und Blutfluss der zum Gehirn führenden Blutgefäße über spezielle Geräte (Monitore)

die rasche Einleitung einer gezielten Therapie mit Medikamenten einschließlich der Überwachung ihrer Nebenwirkungen

die Frührehabilitation durch das Pflegeteam, die Physiotherapeuten (Krankengymnasten), Ergotherapeuten und Logopäden

Besonders wichtig ist die gute Zusammenarbeit mit anderen Abteilungen der Klinik. Ist bei einer großen Hirnblutung eine Operation erforderlich oder ist ein großes Hirngefäß verstopft, so ist gegebenenfalls die Verlegung in ein Neurozentrum erforderlich, in dem spezielle neurochirurgische oder neuroradiologische Eingriffe durchgeführt werden können.

Schlaganfall: Rehabilitation – Die Brücke zum Alltag
Wichtig nach einem Schlaganfall: Früher Beginn der Rehabilitation. So kann der Patient oft verlorene Fähigkeiten wiedererlangen

Mit der akuten Behandlung eines Schlaganfalls ist es nicht getan. Um weiteren Schlaganfällen vorzubeugen, werden die bestehenden Risikofaktoren des Patienten analysiert und gegebenenfalls entsprechende Maßnahmen festgelegt. Dazu kann zum Beispiel eine Behandlung mit Gerinnungshemmern, eine Therapie eines bestehenden Bluthochdrucks mit Medikamenten, eine medikamentöse Senkung der Blutfettwerte, aber auch eine Änderung des Lebensstils gehören. Die jeweils notwendigen Maßnahmen werden im Einzelfall festgelegt.

Darüberhinaus gilt es, den Patienten wieder für den Alltag fit zu machen. Dabei kann in vielen Fällen eine Rehabilitation helfen. Entscheidend für den Erfolg ist der frühzeitige Beginn entsprechender Maßnahmen. Bereits auf der Stroke Unit wird in der Regel mit einer Frührehabilitation, bestehend aus Physio- und Ergotherapie sowie gegebenenfalls Logopädie, begonnen. Dann wird geprüft, ob eine und welche Art der Rehabilitation benötigt wird, um nach der Akutbehandlung die Rückbildung der Schlaganfallsymptome zu gewährleisten.

Häufig besteht das Rehabilitationsprogramm aus einer Kombination vieler verschiedener Verfahren. Alte Fähigkeiten können wieder erlernt werden, indem gesunde Gehirnanteile die Funktion der kranken übernehmen. Im besten Fall gelingt sogar eine völlige Wiederherstellung. Die vom Schlaganfall betroffene Seite sollte so weit wie möglich trainiert werden, um die dort verbliebenen Fähigkeiten nicht verkümmern zu lassen. Muskeln und Gelenke brauchen Bewegung, um in Form zu bleiben und vielleicht ihre alte Funktion wiederzuerlangen.

Physiotherapie: Mobiler und beweglicher werden

Physiotherapeuten sind im weitesten Sinne für den Bewegungsapparat zuständig. Muskelaufbau, Körperhaltung, Bewegungsabläufe, Koordination, Körperwahrnehmung und Gleichgewichtssinn können durch eine Vielzahl von Übungen und Behandlungen intensiv angeregt und trainiert werden. Dadurch können Lähmungen und Fehlhaltungen verbessert und beseitigt werden. Dies trägt dazu bei, die Gefahr von Folgekrankheiten (zum Beispiel Muskelverkrampfungen, Gelenkschmerzen, Haltungsschäden) zur verringern. Physiotherapie kann auch helfen, Patienten wieder mobiler und selbständiger zu machen.

Logopädie: Training für die Sprache

Bei manchen Patienten verursacht der Schlaganfall eine Störung der Sprache. Mit ersten Sprechübungen beginnen Logopäden bereits, sobald der Patient ansprechbar ist. Schluckstörungen werden ebenfalls von Logopäden behandelt.

Ergotherapie: Den Alltag meistern

Ergotherapeuten unterstützen den Patienten dabei, sich im Alltag wieder zurecht zufinden. Der Patient lernt, trotz seiner Einschränkungen ein möglichst selbständiges Leben zu führen. Unter Berücksichtigung von Wohnsituation und Umfeld des Patienten kann mit einem Ergotherapeuten zum Beispiel die Handhabung bestimmter Hilfsmittel

trainiert werden. Ziel ist, dass der Patient am Ende möglichst viele seiner Alltagsverrichtungen wieder so weit wie möglich selbständig vornehmen kann.
Weitere Therapieformen

Es gibt eine Fülle von weiteren Therapien, die manchmal nur zum Teil anerkannt sind. Sprechen Sie mit Ihren Ärzten und Therapeuten, welche zusätzliche Unterstützung für Sie sinnvoll sein kann. Folgende Behandlungsformen werden unter anderem bei manchen Patienten nach einem Schlaganfall eingesetzt:

Neuropsychologisches Training

Forced Use Therapie: Therapie des erzwungenen Gebrauchs, bei der die gesunde Gliedmaße fixiert wird und der Patient damit genötigt ist, die gelähmte Seite intensiv einzusetzen und zu beüben

Biofeedback-Training

Künstlerische Therapien wie Musiktherapie

Gesprächs- oder Verhaltenstherapie können helfen, mit den Anforderungen und Ängsten, die durch den Schlaganfall entstanden sind, zurechtzukommen.

Schlaganfall: Tipps – Leben mit dem Schlaganfall
Wie Sie die Rückkehr in den Alltag besser schaffen und Teile Ihrer Selbständigkeit wiedergewinnen

Das Leben wieder selbst anpacken – so gut es geht:

Machen Sie so viel wie möglich selbst. Lassen Sie sich nicht durch Rückschläge entmutigen. Suchen Sie sich zudem Unterstützung in den Bereichen, die sie selbst nicht mehr oder noch nicht wieder leisten können.

Hier einige Tipps für den Alltag:

Trainieren Sie Ihre Gesichtsmuskeln vor dem Spiegel: Blasen Sie die Backen auf, schieben Sie die Luft von einer Wange in die andere, strecken Sie die Zunge heraus, zeigen Sie die Zähne, lächeln Sie, lachen Sie, ziehen Sie einen Schmollmund, runzeln Sie die Stirn.

Helfen Sie sich beim Essen gegebenenfalls mit Tricks: Verzichten sie auf Tischtücher und bringen sie Gumminoppen an der Unterseite von widerspenstigen Gegenständen an. Beim Trinken helfen manchmal Schnabeltassen. Griffverdickungen vereinfachen das Essen.

Einfachere Körperpflege: Mit einem Badehocker in der Duschkabine können Sie sich beim Duschen setzen. Zum Abtrocknen des Körpers kann auch ein saugfähiger Frotteebademantel angezogen werden.

Ziehen Sie immer zuerst die kranke Seite an. Beim Ausziehen ist es umgekehrt: hier kommt zuerst die gesunde Seite dran. Ihre Schuhe sollten weit zu öffnen sein. Ein Klettverschluss ist am praktischsten. Vorsicht: In Schuhen mit Gummisohlen stolpert man leicht.

Auch Teppiche sind eine Stolpergefahr. In der Wohnung sollte möglichst nichts im Weg stehen.

Mobil trotz Schlaganfall? Ob und wann Sie nach einem Schlaganfall wieder Auto fahren dürfen, sollten Sie mit Ihrem Arzt abklären. Rüsten Sie Ihren Wagen gegebenenfalls entsprechend um.

Betreuung zu Hause

Die Rückkehr nach Hause will gut geplant sein, wenn Einschränkungen durch den Schlaganfall zurückgeblieben sind. Hilfe bei der Planung und Organisation bietet zum Beispiel der Sozialdienst im Krankenhaus beziehungsweise der Rehabilitationsklinik. Bitten Sie gegebenenfalls auch Angehörige und Freunde um Mithilfe. Viele Ergotherapeuten bieten auch Unterstützung bei der behindertengerechten Gestaltung der Wohnung an. Oft ist es hilfreich, die Aufgaben eindeutig auf verschiedenen Personen zu verteilen. So wird keine überlastet und jeder weiß genau, worum er sich kümmern soll.

Tipps für Angehörige

Auch für Angehörige von Schlaganfallpatienten bedeutet die Krankheit oft eine drastische Veränderung. Die vertraute Person ist vielleicht plötzlich körperlich stark eingeschränkt, kann sich nicht mehr so gut ausdrücken oder hat sich eventuell auch charakterlich verändert. Schlagartig ist alles anders.

Helfen Sie dem Patienten durch Geduld, Unterstützung und Ermutigung.

Sprechen Sie viel mit ihm – und zwar wie mit einem Erwachsenen. Der Verlust der Sprache bedeutet nicht, dass der Verstand ebenfalls gelitten hat!

Nehmen Sie dem Patienten nicht jeden Handgriff ab – nur durch unermüdliches Üben können die verlorenen Fähigkeiten wieder hergestellt werden. Überbehütung und übertriebenes Umsorgen können hinderlich sein. Viel wichtiger ist, dass der Patient spürt, dass er probieren und auch scheitern darf.

Die Anforderungen an den Pflegenden sind hoch. Seien Sie auch mit sich selbst nachsichtig und versuchen Sie, sich immer wieder Zeit für sich selbst zu nehmen. Binden Sie andere Angehörige oder Freunde ein, die Sie entlasten. Mehrere Schultern können körperliche und seelische Belastungen besser tragen. Scheuen Sie sich nicht, selbst Hilfe in Anspruch zu nehmen, wenn sie welche benötigen – ob im Haushalt oder therapeutische Unterstützung.

Eine wichtige Funktion haben hier Schlaganfall Selbsthilfegruppen, die in allen größeren Städten und Gemeinden Hilfe anbieten und eine Anlaufstelle darstellen. Weitere Informationen stellt die Stiftung Deutsche Schlaganfallhilfe zur Verfügung (www.schlaganfall-hilfe.de – www.apotheken-umschau.de ist nicht verantwortlich und übernimmt keine Haftung für Inhalte externer Internetseiten).

Kirchliche Verbände, Kranken- oder Pflegekassen bieten übrigens teilweise Kurse für pflegende Laien an. Denn: Je mehr Pflegende über Pflegepraxis wissen, desto leichter fallen ihnen die verschiedenen Aufgaben und desto besser wird der Patient versorgt.

Schlaganfall: Prävention – Dem Schlaganfall vorbeugen

Sie gehören zur Risikogruppe oder hatten bereits einen Schlaganfall? Beispiele dafür, was Sie tun können

Sie gehören zur Risikogruppe oder hatten bereits einen Schlaganfall? Dann ist es höchste Zeit, Risikofaktoren anzugehen!

Gegen Bluthochdruck, Übergewicht und erhöhte Blutfettwerte sollten Sie Maßnahmen treffen. Dazu ist meist eine Lebensumstellung mit gesunder Ernährung und regelmäßiger Bewegung nötig. Ihr Arzt berät Sie zu den für Sie notwendigen Schritten und verordnet - falls notwendig - geeignete Medikamente.

Geben Sie das Rauchen auf. Fünf Jahre nach der letzten Zigarette reduziert sich das Schlaganfall-Risiko auf das eines Nichtrauchers.

Krankheiten, die das Schlaganfallrisiko erhöhen, sollten vom Arzt behandelt und kontinuierlich überwacht werden. Medikamente werden zum Beispiel bei der Behandlung von Diabetes, Herzrhythmusstörungen, Bluthochdruck, zu hohem Cholesterin und Thromboseneigung eingesetzt. Wägen Sie mit Ihrem Arzt Nutzen und Risiko ihrer Medikation ab und befolgen Sie konsequent dessen Ratschläge. Nehmen Sie die Medikamente regelmäßig wie verordnet ein - sie können Sie vor dem nächsten Schlaganfall schützen!

Bewegen Sie sich regelmäßig! Wenn Sie unter chronischen Erkrankungen leiden, bereits einen Schlaganfall hatten oder längere Zeit keinen Sport getrieben haben, lassen Sie sich von Ihrem Arzt dazu beraten, wie viel Sie sich zumuten können.

Wenn Ihnen Ihr Arzt nach dem Schlaganfall Medikamente wie zum Beispiel Gerinnungshemmer verordnet hat, nehmen Sie diese gewissenhaft nach seinen Vorgaben ein.

Vermeiden Sie hohen Alkoholgenuss.

Schlaganfall

Ein Schlaganfall (auch Gehirnschlag, Hirnschlag, Apoplexie, zerebraler Insult, apoplektischer Insult, Apoplexia cerebri, Ictus apoplecticus, umgangssprachlich Schlag, in der medizinischen Umgangssprache häufig auch Apoplex oder Insult) ist eine plötzlich auftretende Erkrankung des Gehirns, die oft zu einem anhaltenden Ausfall von Funktionen des Zentralnervensystems führt und durch kritische Störungen der Blutversorgung des Gehirns verursacht wird.

Begriffe

Die Terminologie des Schlaganfalls wird nicht einheitlich benutzt. Gleichbedeutend zum Begriff Schlaganfall sind auch die englischen Termini Stroke und Cerebrovascular accident (CVA). Diese Bezeichnungen werden häufig als Oberbegriff für unterschiedliche neurologische Krankheitsbilder benutzt, deren wichtigste Gemeinsamkeit plötzliche Symptome nach einer auf das Gehirn begrenzten Durchblutungsstörung sind, wobei der Funktionsverlust definitionsgemäß nicht auf primäre Störungen der Erregbarkeit von Nervenzellen zurückzuführen sein darf (konvulsive Störung, siehe Epilepsie).

Epidemiologie

Jährliche Häufigkeiten in Deutschland:

durch Minderdurchblutung primär ischämischer Hirninfarkte (Inzidenz 160–240 Ereignisse/100.000 Einwohner)
Hirnblutungen (24/100.000)
Einblutungen in den das Gehirn umgebenden Liquorraum, sogenannte Subarachnoidalblutungen (6/100.000)
Schlaganfälle ungeklärter Ursache (8/100.000)

Somit gehört der Schlaganfall zu den häufigsten Erkrankungen in Deutschland und ist auch die dritthäufigste Todesursache in Deutschland: 2006 stellte das Statistische Bundesamt 65.133 Todesfälle fest, was einem Anteil von 7,9 % entspricht.

Darüber hinaus ist der Schlaganfall die häufigste Ursache für mittlere und schwere Behinderung.
Schlaganfallformen – Minderdurchblutung oder Blutung

Dem Schlaganfall liegt ein plötzlicher Mangel der Nervenzellen an Sauerstoff und anderen Substraten zugrunde. Grob unterscheiden lassen sich die plötzlich auftretende Minderdurchblutung (Ischämischer Schlaganfall oder Hirninfarkt) und die akute Hirnblutung (hämorrhagischer Infarkt oder Insult), die jedoch sekundär aufgrund ihrer raumfordernden Wirkung bzw. aufgrund des Fehlens des Blutes in nachgeordneten Regionen ebenfalls zu einer Ischämie führt. Bei primär ischämischen Infarkten kann es ebenfalls zu sekundären Blutungen im Infarktgebiet (hämorrhagische Infarzierung) kommen.

Die Unterscheidung zwischen Minderdurchblutung und Blutung ist erst durch bildgebende Verfahren wie die Computertomografie (CT) oder Magnetresonanztomographie (MRT) sicher möglich, wobei in den ersten Stunden beide Bildgebungsmethoden insbesondere beim primär ischämischen Hirninfarkt noch unauffällig sein können. Die Verdachtsdiagnose einer Subarachnoidalblutung, welche infolge einer geplatzten Arterie (zum Beispiel aufgrund eines Aneurysmas) entsteht, kann insbesondere bei nur milder Symptomatik (zum Beispiel alleinige Kopfschmerzen) durch den Nachweis von Blutbestandteilen im Nervenwasser bei der Lumbalpunktion bestätigt werden.

Kürzer als 24 Stunden andauernde Minderdurchblutungen ohne sichtbare Folgen wurden früher als Transitorische ischämische Attacke (TIA) bezeichnet. In den Leitlinien der Deutschen Gesellschaft für Neurologie von 2005 wird darauf hingewiesen, dass die klassische Differenzierung von transitorisch ischämischen Attacken (TIA) und vollendeten ischämischen Schlaganfällen als überholt gilt; gleichwohl wird er in manchen Lehrbüchern noch erwähnt. Gründe dafür sind, dass auch bei vielen Patienten mit einer sogenannten TIA

morphologische Hirnschäden nachweisbar sind und dass das Risiko für einen Re-Infarkt nach TIA und vollendetem Schlaganfall etwa gleich groß ist. Abgesehen von der Frage der Lyse sollen sowohl „vollendete" Schlaganfälle als auch früher als TIA bezeichnete Zustände gleich behandelt werden.[7] Der Begriff (prolongiertes) reversibles ischämisches neurologisches Defizit (RIND/PRIND) für länger als 24 Stunden, aber kürzer als drei Wochen anhaltende Befunde soll ebenfalls nicht mehr angewendet werden, da dies bereits einem manifesten Schlaganfall entspricht.[8] Gleiches gilt für die Beschreibung eines partiell reversiblen ischämischen neurologischen Syndroms (PRINS).
Symptome

Als Zeichen eines Schlaganfalles können plötzlich, und je nach Schweregrad auch gleichzeitig, mehrere Symptome auftreten:

Sehstörung auf einem oder beiden Augen (evtl. einseitige Pupillenerweiterung), Gesichtsfeldausfall, Doppelbilder
   Fehlende Wahrnehmung eines Teils der Umwelt oder des eigenen Körpers (Neglect)
   Schwindel, Übelkeit, Erbrechen, Gangstörung, Gleichgewichts- oder Koordinationsstörung (Ataxie)
   Taubheitsgefühl
   Lähmung oder Schwäche im Gesicht, in einem Arm, Bein oder einer ganzen Körperhälfte
   Verwirrung, Sprach-, Schrift- oder Verständnisstörung, Wortfindungsstörungen

stärkster Kopfschmerz ohne erkennbare Ursache bei evtl. entgleistem Blutdruck
Schluckstörungen (Dysphagie)
Orientierungsstörungen

Ursachen

arterielle Embolien durch Blutgerinnsel
Thrombosen der venösen Abflussgefäße
Gefäßverengung durch Gefäßverkrampfungen
Gefäßrisse spontan, oder z. B. infolge hohen Blutdrucks
Spontanblutungen bei gestörter Blutgerinnung
Subarachnoidalblutung, sub- oder epidurale Hämatome

Diagnostik

Die Diagnose des blutungsbedingten oder ischämischen Schlaganfalls wird klinisch durch einen Neurologen oder einen Internisten gestellt.

Eine Blutung ist durch bildgebende Verfahren wie die Computertomografie (CT) oder alternativ der Magnetresonanztomographie (MRT) sofort erkennbar. Hingegen können beim ischämische Hirninfarkt während der ersten Stunden beide Methoden unauffällige Bilder liefern.

Eine feine Subarachnoidalblutung kann u. U. in den bildgebenden Verfahren unsichtbar sein und kann dann sensitiver durch den Nachweis von Blutbestandteilen im Nervenwasser durch eine Lumbalpunktion festgestellt werden.

Ein einfacher Test zur Erkennung eines Schlaganfalls durch Laien ist die Cincinnati Prehospital Stroke Scale (CPSS).

Therapie

Schlaganfallpatienten, auch Verdachtsfälle, sollten unverzüglich ärztlich untersucht werden. Die sogenannte "Time-to-needle" (Zeitspanne, innerhalb derer eine etwaige Lyse-Behandlung [s. u.] begonnen sein muss) liegt bei 4,5 Stunden nach dem Schlaganfall. Nach dem unverzüglichen Absetzen eines Notrufs sollte der Patient beobachtet und mit erhöhtem Oberkörper gelagert werden. Keine körperliche Belastung. Nichts trinken, nichts essen, da eine Aspirationsgefahr besteht. Das bedeutet, dass das Gehirn evtl. den Schluckvorgang nicht mehr richtig steuern kann und so die Gefahr des Verschluckens besteht. Notfalltransport mit Rettungswagen, eventuell mit Notarzt, in eine Stroke Unit (spezialisierte Abteilung für Schlaganfall-Behandlung, nicht unbedingt immer Bestandteil einer neurologischen Klinik) zur genauen Diagnostik und Therapie von möglichen Komplikationen.

In vielen Fällen gelingt es durch intravenöse Verabreichung von Medikamenten (Thrombolyse) ein eventuell vorhandenes Blutgerinnsel aufzulösen und das Gehirn vor einem dauerhaften Schaden zu bewahren. Eine frühe Thrombolyse verbessert nachweislich die Prognose der Patienten.

Ein recht neues Verfahren, die Neurothrombektomie, entfernt mechanisch mit einem Katheter (Neuro thrombectomy catheter) das Blutgerinnsel im Gehirn. „Mehr als 60 Prozent der Patienten mit großen Schlaganfällen können nach der

Katheterbehandlung bereits nach drei Monaten wieder ein eigenständiges Leben führen. Bei der medikamentösen Therapie liegt diese Quote bei nur etwa 15 Prozent". Gerade für Patienten, bei denen ein Blutgerinnsel ein großes Gefäß des Gehirns verschließt, ist die Thrombektomie wirkungsvoll. In rund 90 Prozent der Fälle kann das Gefäß wieder eröffnet werden. Die Neurothrombektomie kann bei etwa 10 bis 15 Prozent der Schlaganfälle eingesetzt werden. Bislang wird dieses Verfahren nur in wenigen Kliniken in Deutschland angeboten. Die Überlegenheit des Katheters gegenüber der medikamentösen Therapie ist wahrscheinlich. Sie konnte bisher aber noch nicht statistisch nachgewiesen werden.

Prävention

Ein wichtiger Faktor für das Risiko, einen Schlaganfall zu erleiden, ist der individuelle Lebensstil. Vor allem ein normaler Blutdruck, gute Blutzuckerwerte und Nikotin-Abstinenz zeigen einen positiven Effekt auf das Schlaganfallrisiko. Allein der gut eingestellte Blutdruck vermindert das Schlaganfallrisiko um 60 Prozent. Weitere Aspekte eines gesunden Lebensstils sind die körperliche Aktivität, die Vermeidung von Übergewicht, normale Cholesterin-Werte und eine gesunde Ernährung.

Im Rahmen der Ursachensuche und damit im Sinne der Sekundärprävention nach einem Schlaganfall, sollte auch nach einem intermittierenden (paroxysmalen) Vorhofflimmern gesucht werden. Hierbei wird ein Untersuchungszeitraum von 24–72 Stunden empfohlen. Bei Nachweis von auch nur zeitweisem Vorhofflimmern sollte eine Gerinnungshemmung mit Phenprocoumon oder einem NOAK erfolgen.

Rehabilitation

Funktionserholung nach großem kortikalen Schlaganfall [fMRT]
Aktivitätsmuster bei Gesunden und Schlaganfall-Patienten, gemessen mit fMRT

Die Rehabilitation von Patienten mit zerebrovaskulärer Insuffizienz beginnt idealerweise postakut in oben genannten spezialisierten Behandlungszentren, sogenannten Stroke Units. Rehabilitative Ansätze wie das des Bobath-Konzepts erfordern ein hohes Maß an interdisziplinärer Zusammenarbeit und sind bei konsequenter Ausführung für den Rehabilitationsverlauf maßgeblich mitverantwortlich. Ein neuer und wissenschaftlich mehrfach validierter Ansatz ist die „Constraint-Induced Movement Therapy" (CIMT), bei der durch Immobilisation des gesunden Arms für den Großteil der Wachperiode der Patient zum Gebrauch der erkrankten Hand „gezwungen" wird, wodurch krankhafte Anpassungsphänomene wie der „erlernte Nichtgebrauch" verhindert werden können. Diese Therapiemethode ist auch bei schwer betroffenen Patienten und im chronischen Stadium einsetzbar. Die Methode ist im deutschsprachigen Raum auch als „Taubsche Bewegungsinduktion". bekannt.

Im Zentrum der neurologischen Rehabilitation stehen vor allem Maßnahmen, welche die Körperwahrnehmung des Betroffenen fördern und im besten Falle zur vollständigen Kompensation verlorener Fähigkeiten führen.

So werden beispielsweise zur Wiederherstellung der Gehfähigkeit Gangmuster mit Physiotherapeuten eingeübt. Ergotherapeuten arbeiten gezielt mit den Patienten zur (teilweisen) Wiederherstellung der sensomotorischen Fähigkeiten.

Die Bedeutung einer gezielten Logopädie bereits in der Frühphase und über einen langen Zeitraum wird häufig unterschätzt und nur laienhaft angegangen.

Moderne Ansätze der Neurorehabilitation versuchen krankhafte Hirnaktivität zu beeinflussen. So findet sich bei einigen Patienten eine enthemmte Aktivität der nicht-geschädigten Hemisphäre, welche die motorischen Funktionen der vom Schlaganfall betroffenen Hirnhälfte stört. Eine Reduktion der Überaktivität, zum Beispiel mit Hilfe der transkraniellen Magnetstimulation (TMS), kann bei einem Teil der Patienten zu einer besseren Funktion der gelähmten Hand führen.[25] Derzeit läuft an den National Institutes of Health (NIH) eine Multicenter-Studie zur Wirksamkeit der Magnetstimulationstherapie in Kombination mit einer pharmakologischen Stimulation mit dem Dopamin-Präparat „Levo-DOPA". Durch Letzteres sollen die TMS-Effekte verstärkt werden. Auch andere Medikamente aus der Gruppe der monoaminergen Substanzen wie Paroxetin (serotonerg), Fluoxetin (serotonerg) oder Reboxetin (adrenerg) können Schlaganfall-Defizite transient verbessern, wie in Placebo-kontrollierten Studien gezeigt werden konnte. Ein neuer technischer Ansatz zur Verbesserung von Ausfällen besteht in der transkraniellen Gleichstrom-Behandlung (transcranial direct current stimulation, tDCS), was derzeit in mehreren Kliniken, unter anderem in Deutschland, überprüft wird.

Ischämischer Schlaganfall

Der ischämische Schlaganfall oder Hirninfarkt oder auch „weißer" Schlaganfall ist die häufigste Form des Schlaganfalls. Ursache ist eine als Ischämie bezeichnete plötzliche Minderdurchblutung des Gehirns und damit eine Minderversorgung mit Sauerstoff und Glukose, die zur Energiegewinnung benötigt werden. Die Minderdurchblutung wird meist durch Einengungen oder Verschlüsse der hirnversorgenden Arterien verursacht. Die Ischämie kann reversibel sein oder zum Absterben der Nerven- und anderen Hirnzellen führen. Dann entsteht ein Hirninfarkt.

Die einzelnen Regionen des Gehirns erfüllen verschiedene Funktionen. Diese Regionen werden von Blutgefäßen versorgt, die nur in engen Grenzen interindividuell variieren. Dies führt dazu, dass eine Durchblutungsstörung in einem bestimmten Blutgefäß normalerweise mit einer bestimmten Symptomatik in Verbindung gebracht werden kann, die durch den Ausfall des vom Blutgefäß abhängigen Gehirnareals zu erklären ist.

Der Hirninfarkt ist ein medizinischer Notfall und gehört in den Industriestaaten zu den führenden Invaliditäts- und Todesursachen. Die Therapie hat nur in einem engen zeitlichen Fenster Aussicht auf Erfolg und wird vorzugsweise in spezialisierten Abteilungen durchgeführt. In der Nachsorge haben

Ergotherapie, Physiotherapie und Logopädie einen hohen Stellenwert.

Vorkommen und Häufigkeit

Der Schlaganfall ist in Deutschland nach Herzinfarkt und bösartigen Neubildungen (Krebs) mit 15 Prozent aller Todesfälle die dritthäufigste Todesursache. Unter den Schlaganfällen bilden die ischämischen Schlaganfälle mit etwa 80 Prozent die größte Gruppe. Zudem stellt der Schlaganfall die häufigste Ursache für erworbene Behinderungen im Erwachsenenalter dar. Untersuchungen zur Epidemiologie des Schlaganfalls geben für Deutschland eine Inzidenz von 182/100.000 (Lit.: Kolominsky-Rabas 2004). Absolut sind dies 150.000 neu aufgetretene Schlaganfälle und rund 15.000 Rezidivfälle pro Jahr. Die Prävalenz liegt bei etwa 600/100.000 Einwohnern. Der Schlaganfall ist auch die häufigste Ursache für eine Pflegebedürftigkeit im Alter.

Makroangiopathie

Als Makroangiopathie werden allgemein Veränderungen großer Gefäße bezeichnet. Eine häufige Ursache ischämischer Schlaganfälle ist die Makroangiopathie der großen hirnversorgenden Arterien, die meist durch atherosklerotische Plaques verursacht wird. Durch verschiedene Mechanismen wie Blutdruckanstieg und Infektionen kann es zu einem Aufreißen (einer Ruptur) der Plaques kommen, und es können sich Blutgerinnsel auflagern. Diese lokalen arteriellen Thrombosen können einerseits zu einer Verengung des Gefäßes führen, so dass der zerebrale Blutfluss hinter der Engstelle vermindert ist und eventuell unzureichend für die Versorgung des Hirngewebes ist. Andererseits können die lokalen Thromben mit dem Blutstrom mitgerissen werden und damit eine Embolie auslösen. Der Embolus kann dann ein weiter entferntes Blutgefäß verschließen (siehe den Abschnitt Embolien).

Verschluss eines Blutgefäßes durch Arteriosklerose

Gängig, aber umstritten ist die Differenzierung nach TOAST (Lit.: Adams 1993), Zahlen für Deutschland:

kardiale Embolie: Im Herzen bilden sich Blutgerinnsel, die in die hirnversorgenden Gefäße gespült werden und diese verstopfen (Inzidenz: 30,2/100.000)
Verschluss kleiner Arterien (25,8/100.000)
Arteriosklerose großer Arterien (15,3/100.000)
andere Ursache (2,1/1.000.000)
unbestimmte Ursache (39,3/100.000) (Lit.: Kolominsky-Rabas 2001)

Krankheitsentstehung
Unterbrechung der Substratzufuhr

Das Gehirngewebe wird wie andere Gewebe über das Blut mit Energiesubstraten und Sauerstoff versorgt. Das Gehirn bezieht die Energie hauptsächlich aus dem Abbau von Glukose. Dabei werden über 95 Prozent der Glukose über Glykolyse und die Atmungskette abgebaut, wofür Sauerstoff benötigt wird (aerober Stoffwechsel). Bei Sauerstoffmangel wird die Glukose zu größeren Anteilen über den anaeroben Stoffwechselweg (Glykolyse und Milchsäuregärung) abgebaut. Beim anaeroben Stoffwechselweg ist die Energieausbeute wesentlich geringer. Daher und aufgrund nur geringer Glukose- und Sauerstoffvorräte kann eine Unterbrechung der Substratzufuhr nur kurzzeitig toleriert werden. Bei kompletter Unterbrechung der Sauerstoffzufuhr ist der Sauerstoff in der zellreichen grauen Substanz bereits nach 68 Sekunden verbraucht, die Glukose nach 34 Minuten. Nach 4 bis 5 Minuten treten erste Nekrosen von Nervenzellen auf.[3]
Zerebraler Blutfluss, Ischämie- und Infarktschwelle

Ein Maß für die Hirndurchblutung ist der zerebrale Blutfluss (engl. cerebral blood flow, CBF). Neben dem zerebralen Blutfluss sind der Glukose- und der Sauerstoffanteil im Blut wichtige Parameter. Der zerebrale Blutfluss ist abhängig von Herzleistung und Blutdruck, dem peripheren Gefäßwiderstand und dem Druck in der Schädelhöhle (intrakranieller Druck). Wie bei anderen Zellen besitzen Hirnzellen einen Strukturstoffwechsel zur Aufrechterhaltung der

Zellstruktur und einen Funktionsstoffwechsel zur Ausübung der aktiven Funktionen. Der Energiebedarf für den Funktionsstoffwechsel ist höher als der für den Strukturstoffwechsel.

Bei Unterschreitung des zerebralen Blutflusses bzw. der Energiezufuhr unter die so genannte Funktionsschwelle stellen die Hirnzellen ihre aktive Funktion zunächst reversibel ein. Es kommt zur Ischämie. Dieser Zustand kann jedoch nur eine bestimmte Zeit aufrechterhalten werden. Bei länger anhaltender Ischämie entsteht ein Infarkt, da die Zellstruktur nicht länger aufrechterhalten werden kann. Sinkt der zerebrale Blutfluss bzw. die Energiezufuhr weiter und unter die so genannte Infarktschwelle, werden die Hirnzellen ebenfalls irreversibel geschädigt und sterben ab, so dass ein Infarkt entsteht.

Embolien

Als Embolie wird die Verschleppung von Partikeln mit dem Blutstrom bezeichnet. Der ischämische Schlaganfall embolischer Genese wird durch einen Verschluss einer oder mehrerer hirnversorgender Arterien verursacht. Diese Partikel können aus unterschiedlichen Bestandteilen bestehen. Nach den Hauptbestandteilen wird die Embolie entsprechend beispielsweise als Thromboembolie oder als Fettembolie bezeichnet.
Meist sind Thromboembolien für die Entstehung ischämischer Schlaganfälle verantwortlich. Der Embolus stammt dann entweder aus dem Herzen (kardiale Embolie) oder aus den hirnversorgenden Arterien selbst (arterio-arterielle Embolie). Verschiedene Herzerkrankungen wie Vorhofflimmern, Erkrankungen der Herzklappen, akute Herzinfarkte, koronare Herzkrankheit, Herzinsuffizienz und eine Vergrößerung der Herzkammern (ventrikuläre Hypertrophie) erhöhen das Risiko für kardiale Embolien.[4] Zu den kardialen Embolien gehören auch die paradoxen Embolien, die bei Patienten mit venösen Thrombosen und persistierendem Foramen ovale entstehen können.[5] Arterio-arterielle Embolien gehen aus arteriosklerotischen Veränderungen der Arterien hervor. Häufiger Ursprung sind die Aorta, die Karotisgabel und die linke und rechte Halsschlagader.

Thrombosen

Als Thrombosen werden Blutgerinnsel in Gefäßen bezeichnet. Hirninfarkte können durch Thrombosen der hirnversorgenden Arterien ausgelöst werden. Die meisten arteriellen Thrombosen entstehen an solchen Stellen des Gefäßsystems, an denen arteriosklerotischen Veränderungen der Gefäßwand bestehen. Sie können aber auch bei Gefäßverletzungen der Innenseite der Gefäßwand (Tunica intima) entstehen. Dies ist beispielsweise bei Dissektionen der Fall, bei denen es durch einen Einriss der inneren Gefäßwand zu Einblutungen in die Gefäßwand kommt (zwischen Tunica intima und Tunica media). Andere Ursachen für arterielle Thrombosen sind Entzündungen der Gefäßwände (Vaskulitiden) und Gerinnungsstörungen sowie Fremdkörper innerhalb des Gefäßes, beispielsweise Stents und Gefäßprothesen.[2]

Arterielle Thrombosen können langsam oder schnell entstehen. Langsam entstehende Thrombosen sind erst bei hochgradiger Einengung (Stenose) des Gefäßinneren hämodynamisch relevant, das heißt, dass der Blutfluss erst dann nicht mehr für die Versorgung des Hirngewebes ausreicht.[2]
Hämodynamische Mechanismen

Reicht der zerebrale Blutfluss zur Versorgung des Hirngewebes nicht aus, kann es zum ischämischen Schlaganfall kommen. Dies kann wie im Abschnitt Thrombosen beschrieben durch eine lokale Engstelle der Fall sein oder bei systemischen Störungen des Blutflusses, wie einer schweren Hypotonie beispielsweise nach einem Herzinfarkt, bei dem die Auswurfleistung des Herzens vermindert sein kann.

Risikofaktoren des Hirninfarktes

Die wichtigsten, in großen Studien gesicherten Risikofaktoren für den ischämischen Schlaganfall sind:

Hohes Alter: Verdopplung der Schlaganfallsrate pro Dekade nach dem 55. Lebensjahr
Geschlecht: 24–30 % höher bei Männern als bei Frauen
Ethnische Zugehörigkeit: 2,4-fach bei Afroamerikanern, 2-fach bei Hispanics, Blutungsrate höher bei Han-Chinesen und Japanern
Genetische Veranlagung: 1,9-fach bei Verwandten ersten Grades
Bluthochdruck: 3–5 Odds Ratio (OR) betroffen sind 25–40 % der Bevölkerung
Herzrhythmusstörungen (Vorhofflimmern): 5–18 OR (1–2 % der Bevölkerung)
Diabetes mellitus: 1,5–3,0 OR (4–20 % der Bevölkerung)
Fettstoffwechselstörungen: 1–2 OR (6–40 % der Bevölkerung)
Rauchen: 1,5–2,5 OR (20–40 % der Bevölkerung)
Alkoholkrankheit: 1–3 OR (5–30 % der Bevölkerung)
Mangelnde Bewegung: 2,7 OR (20–40 % der Bevölkerung) (Lit.: Leitlinien 2003)

Einteilungen

Neben Einteilungen nach Ätiologie und Pathogenese sind zahlreiche weitere Einteilungen möglich. Verbreitet sind Einteilungen nach zeitlichem Verlauf, nach dem Infarktmuster in der Bildgebung, nach dem betroffenen Hirnstromgebiet und nach der Schwere der Symptome.
Einteilung nach zeitlichem Verlauf

Es wurde in der Vergangenheit eine Unterteilung des Schlaganfalls nach dem zeitlichen Verlauf in folgende Stufen vorgenommen:

TIA (Transitorische ischämische Attacke) – Symptome sind meist in weniger als einer Stunde verschwunden, definitionsgemäß dauern sie weniger als 24 Stunden an. Eine TIA ist ein Prädiktor für einen vollendeten Infarkt (Verschiedene Studien zeigen ein durchschnittliches jährliches Risiko zwischen 2,2 und 6,3 % nach einer TIA einen vollendeten Schlaganfall zu erleiden).
PRIND (Bezeichnung für "(prolongiertes) reversibles ischämisches neurologisches Defizit") – gute Rückbildung mit nur noch minimalen, nicht behindernden Symptomen ohne Zeitlimit. Der Begriff RIND/PRIND steht für länger als 24 Stunden, aber kürzer als drei Wochen anhaltende Befunde. Eine Vereinheitlichung aller diesbezüglichen Begriffsdefinitionen soll in einer neuen Leitlinie erfolgen.
progressiver Infarkt; die neurologischen Symptome nehmen mit der Zeit zu.

vollendeter Infarkt; der Schlaganfall hinterlässt ein neurologisches Defizit unterschiedlicher Schwere, auch: Zustand nach Apoplex (Z.n.A.).

Das Gehirn ist in der Lage, Schäden am Gehirngewebe und die damit einhergehenden Symptome teilweise auszugleichen, indem andere Gehirnzellen die Funktion der abgestorbenen übernehmen. Diese so genannte Plastizität ist abhängig von verschiedenen Faktoren wie z. B. dem Alter des Patienten oder der Art der Erkrankung. Allerdings besteht in den meisten Fällen die Ursache (wie Arteriosklerose oder Vorhofflimmern) des Schlaganfalls weiter, die daher konsequent behandelt werden muss.

Einteilung nach Infarktmuster in der Bildgebung

Es kann zwischen Territorialinfarkten, Grenzzoneninfarkten und lakunären Infarkten unterschieden werden.

Territorialinfarkte entstehen durch embolischen Verschluss hirnversorgender Arterien und betreffen das Versorgungsgebiet (Territorium) des Gefäßes. Lakunäre Infarkte sind kleiner als 1,5 cm. Sie entstehen meist durch mikroangiopathische Veränderungen. Grenzzoneninfarkte sind hämodynamischer Genese. Sie entstehen meist durch Verschluss der großen extrakraniellen Gefäße oder durch einen passageren Blutdruckabfall bei vorbestehenden Einengungen der Halsschlagadern.

Symptome
Die wichtigsten Symptome eines Schlaganfalls

Beim ischämischen Schlaganfall kommt es typischerweise zu einem plötzlichen Auftreten mehrerer Symptome. Die Symptomatik kann auch fluktuieren oder allmählich zunehmen. Die Symptomatik erlaubt aber keine Differenzierung der Ursachen eines Schlaganfalls.

Bewusstseinstrübung: Diese kann von einer leichten Benommenheit über Müdigkeit (Somnolenz, Sopor) bis hin zur Bewusstlosigkeit oder zum tiefen Koma reichen. Schlimmstenfalls kann ein Schlaganfall auch innerhalb von Minuten zum Tod durch Atemstillstand führen. Die Bewusstseinsstörung gehört zu den Leitsymptomen bei Infarkten im hinteren (vertebrobasilären) Stromgebiet.

Übelkeit, Erbrechen

Weitere Leitsymptome, die typisch für einen Hirninfarkt sind:

Halbseitenlähmung (Hemiparese) oder Lähmung einer Gliedmaße (nur selten Lähmung aller Extremitäten)
Pathologische Reflexe der Babinski-Gruppe
Beteiligung von Hirnnerven (Schluckstörung, kloßige Sprache)
Neuropsychologische Ausfallerscheinungen (Aphasie, Alexie, Apraxie, Neglect, Kognitive Dysphasien)
Kopf- oder Blickwendung (Herdblick)
Gesichtsfeldausfälle (Hemianopsie)
Gedächtnisverlust (Amnesie)

Schlaganfälle im vorderen Stromgebiet

Für eine Übersicht über die Blutversorgung des Gehirns siehe dort.

Die folgenden Symptome können bei einseitigen Infarkten der Arteria carotis interna (ACI) (50 % aller Insulte), Arteria cerebri media (ACM) (25 % der Fälle) und bei Infarkten von Gefäßen, die aus diesen abgehen (Teilinfarkte), auftreten. Bei Infarkten auf beiden Seiten finden sich die gleichen Symptome, ausgeweitet auf beide Körperhälften:

halbseitige unterschiedlich stark ausgeprägte Lähmungen der Extremitäten (Hemiplegie, Hemiparese). Durch das Kreuzen von Nervenfasern in der Pyramidenkreuzung ist bei einem Infarkt in der rechten Hirnhälfte die linke Körperseite betroffen und umgekehrt.
Das Gesicht kann ebenfalls halbseitig gelähmt sein (z. B. hängender Mundwinkel durch faziale Parese).
Mit der Halbseitenlähmung kann das Gefühl für Wärme, Kälte, Druck und Lage der betroffenen Körperhälfte verloren gehen (oft vorübergehend). Dies zeigt sich auch in Missempfindungen oder in einem Taubheitsgefühl der betroffenen Körperseite (Gefühlsstörung, Sensibilitätsstörung).
Wahrnehmungsstörung (Neglect – kann das Sehen, Hören, Fühlen und die Motorik betreffen) einer Körperhälfte und der Umwelt auf der betroffenen Seite. Bei dieser Störung ist die betroffene Seite für den Patienten nicht vorhanden. Der Patient merkt nicht, dass seine Wahrnehmung

gestört ist, so kann er auch eine eventuell gleichzeitig auftretende Hemiparese nicht bemerken.

Sehstörungen, bei der auf beiden Augen die eine Hälfte (oder ein Viertel) des Gesichtsfeldes nicht mehr wahrgenommen wird (Hemianopsie oder Quadrantenanopsie); Störung der Verarbeitung von Bildinformationen im Gehirn.

Wendung beider Augen zur betroffenen Hirnseite: Déviation conjuguée („Herdblick")

Störung der Sprache oder Schwierigkeiten, Gesprochenes zu verstehen (Aphasie), wenn die sprachdominante Hirnhälfte (meist links) betroffen ist.

Schluckstörungen (Störungen der Hirnnerven IX, X und XII).

Apraxie, d. h. Unfähigkeit, bestimmte Handlungen auszuführen: Knöpfe zuknöpfen, Telefonieren u. v. a. m.

Störung allgemeiner Hirnleistungen, wie Konzentration, Gedächtnis, flexibles Reagieren auf Anforderungen der Umwelt ...

Schlaganfälle im hinteren Stromgebiet

Der hintere Teil des Großhirns sowie Hirnstamm, Brücke und Kleinhirn werden aus den Arteriae vertebrales versorgt, die sich zur unpaaren Arteria basilaris vereinigen. Aus dieser entspringt beidseits die Arteria cerebri posterior (sog. hinterer Hirnkreislauf), die in etwa 10 % infarziert ist.

Bei einem Infarkt im Bereich des hinteren Hirnkreislaufes können auftreten:

Plötzlich einsetzender Schwindel mit Nystagmus
Gangunsicherheit, Unsicherheit beim Ergreifen von Gegenständen durch überschießende Arm- und Handbewegungen (Ataxie)
Zittern (Tremor)
Doppelbilder durch Störungen der Augenbewegung (Hirnnerv III)
Blickparesen (Blicklähmung), d. h., der Blick ist nur in bestimmte Richtungen möglich
Schmerzen im Hinterkopf
Spärlicher Lidschlag

Diagnose und Differentialdiagnose
Computertomographie mit Demarkierung eines großen Infarktes durch Verschluss der rechten Arteria cerebri media.

Die Primärdiagnostik umfasst:

die gründliche Erhebung der Krankengeschichte
die körperliche (neurologische) Untersuchung

In der Regel folgt die bildgebende Diagnostik: Früher wurde immer erst eine Computertomographie des Schädels (CCT) durchgeführt. So kann schnell zwischen einem ischämischen Schlaganfall und einer Hirnblutung unterschieden werden. Dies ist wichtig für die Therapieentscheidung. Heute bietet das MRT (mit Kontrastmittel) alle Informationen, die man für die Therapieentscheidung benötigt. Vergleicht man verschiedene Aufnahmen aus verschiedenen Aufnahmetechniken, kann die Größe des Gebietes abgeschätzt werden, welches noch nicht geschädigt ist, aber vermindert durchblutet wird (Penumbra). Die Größe dieses Gebietes soll Aussagen über die Erfolgsaussichten einer möglichen Therapie geben. Allerdings fehlen noch größere Studien zu dieser Behauptung (Lit.: Schellinger u. a. 2003). Auch Tumoren oder entzündliche Veränderungen des Gehirns (Meningitis, Enzephalitis) oder eine Sinusthrombose können damit entdeckt werden. Es ist leistungsfähiger in der Frühdiagnostik, allerdings auch langsamer und teurer. Da außerdem beim hämorrhagischen Insult kein Kontrastmittel eingesetzt werden darf, wird heute meist immer noch ein CT vor dem MRT angefertigt.

Eine Dopplersonografie der extra- und intrakraniellen Gefäße dient der Feststellung von strukturellen Veränderungen der hirnversorgenden Gefäße, wie z. B. Atherosklerose oder Dissektionen.

Eine Angiografie kann v. a. bei Hirnblutungen zur Darstellung extra- und intrakranieller Gefäße notwendig sein, um Aneurysmen, Angiome oder arteriovenöse Malformationen darzustellen.

Eine Lumbalpunktion mit Untersuchung des Liquors (Hirnwasser) ist beim Verdacht auf einen ischämischen Infarkt ohne diagnostischen Mehrwert. Bei einer Subarachnoidalblutung sind allerdings Blut oder dessen Abbauprodukte (Xanthochromie) im Liquor nachweisbar.

Ein EKG dient zur Erkennung von Herzrhythmusstörungen, die Thromben und damit Embolien verursachen können.

Ein EEG dient der Überprüfung der Hirnströme.

Die differentialdiagnostischen Möglichkeiten beim ischämischen Schlaganfall sind vielfältig:

andere Störungen des Blutflusses: Hirnblutung, Sinusthrombose, hypertensive Krise, Aortendissektion

Störungen der Blutzusammensetzung: Hypoglykämie, Hyperglykämie, Hypokaliämie, Urämie u. a.

Infektionen: Meningitis, Enzephalitis, Hirnabszess, Neurolues, Toxoplasmose u. a.

Hirntumoren

primäre Störungen der Erregbarkeit von Nervenzellen wie Epilepsie einschließlich der Toddschen Lähmung

Reaktive oder autoimmune Erkrankungen: Guillain-Barré-Syndrom, Multiple Sklerose

Migräneformen, wie Migraine accompagné

psychische Störung

Erkrankungen des Rückenmarks, wie inkomplette Querschnittlähmung

CCT-Untersuchung bei einem Patienten mit einem ischämischen Schlaganfall in der linken Gehirnhälfte (Versorgungsgebiet der Arteria cerebri anterior und Arteria cerebri media).

Therapie
Aufnahme in Stroke Unit

Schon zur Erstversorgung des Apoplex sollte nach Möglichkeit die Krankenhausaufnahme auf einer Spezialstation für Schlaganfallpatienten, einer so genannten Stroke Unit (Schlaganfalleinheit) erfolgen. Das erste Ziel dort ist es, dem Patienten eine rasche und optimale Diagnostik zu bieten, um die optimale Therapie festzulegen. Die weitere Behandlung basiert auf einer intensiven laufenden Überwachung des Patienten. Kontinuierlich werden die Basisparameter von Blutdruck, Puls, Temperatur, Blutzucker und Atmung kontrolliert. Die enge Zusammenarbeit verschiedener medizinischer Disziplinen wie Neurologen, Internisten, Neurochirurgen und Radiologen ist ein weiterer Vorteil der Schlaganfall-Einheit wie auch die frühzeitige Einleitung einer längerfristig angelegten Rehabilitation (Krankengymnastik, Ergotherapie, Physiotherapie, Sprachtherapie, Hilfsmittelversorgung).

Lysetherapie (Thrombolyse)

Sprechen keine Kontraindikationen wie hohes Alter, schwerwiegende Vorerkrankungen o. a. dagegen und ist mittels Computertomografie eine Hirnblutung ausgeschlossen worden, kann nach neuesten Studienergebnissen (Metaanalyse der ECASS I-III und ATLANTIS-Studien innerhalb von 4,5 Stunden versucht werden, das Blutgerinnsel (den Thrombus) aufzulösen (Lyse-Therapie), um das minderversorgte Hirngebiet wieder zu durchbluten und die Spätfolgen einzudämmen. Je eher die Therapie begonnen werden kann, desto besser („time is brain"). Es wird zwischen einer systemischen Lysetherapie (Medikament wird im gesamten Kreislauf verteilt) und einer lokal angewendeten Lysetherapie unterschieden. Die größte Gefahr im Rahmen der Lysetherapie sind sekundäre Blutungen. Diese können auftreten, weil die Blutgerinnung für Stunden gehemmt wird. Dadurch kann es sowohl zu Einblutungen im Gehirn mit weiterer Verschlechterung des neurologischen Status kommen als auch zum Blutverlust über sonstige bestehende Wunden. Risikofaktoren für eine relevante Blutung sind hohes Alter, großer Infarkt und Vorschädigung der kleinsten Hirngefäße (Mikroangiopathie des Gehirns, insbesondere der Weißen Substanz). In einer amerikanischen und in europäischen Studien (z. B. European Cooperative Acute Stroke Study – ECASS) wurden die positiven Effekte einer systemischen Lysetherapie bei Patienten mit einem ischämischen Schlaganfall gezeigt. Ob Patienten von einer Lysetherapie nach sechs Stunden noch profitieren oder ob die Risiken der Nebenwirkungen überwiegen, ist noch nicht endgültig geklärt. Zurzeit wird die Lysetherapie in Deutschland im Normalfall nur im Zeitraum von bis zu drei Stunden nach dem Beginn der Symptome durchgeführt; bei bestimmten seltenen Unterformen des Schlaganfalls kann sich dieses Zeitfenster allerdings auf sechs oder sogar zwölf Stunden verlängern (Lit.: Leitlinien 2002). Im September 2008 wurde in der dritten europäischen Studie zur Behandlung des Schlaganfalls mit Lysetherapie gezeigt, dass bis zu 4,5 Stunden nach Beginn der Ausfallserscheinungen behandelt werden kann.[12] Derzeit wird in der Fachwelt eine Individualisierung des Lysetherapiekonzeptes lebhaft diskutiert. Beispielsweise kann durch den Einsatz der Magnetresonanztomographie (MRT) auch nach dem 4,5-Stunden-Fenster (oder bei unklarem Symptombeginn, z. B. bei Erwachen aus dem Schlaf (Wake-up Stroke)) eine Lyse sinnvoll sein, wenn die Größe der tatsächlichen Gewebsschädigung und das Ausmaß der bestehenden Durchblutungsstörung voneinander abweichen (sog. Diffusions-Perfusionswichtungs-Mismatch).[13] Eine MRT-Untersuchung, die mindestens genau so sensitiv ist wie eine Computertomografie, sollte aber nicht zu einer wesentlichen Verzögerung des Therapiebeginns führen, denn je früher eine Lysetherapie beginnt, desto effektiver ist sie auch. Auch die Auswahl der Patienten für eine Lysetherapie steht derzeit auf dem Prüfstand, d. h., man erwägt, auch Patienten mit sehr schweren oder sehr leichten Ausfallsymptomen einer solchen Therapie zu unterziehen, da das mittelfristige Ergebnis (d. h. nach 90 Tagen) besser zu sein scheint als ohne Lyse. Darüber hinaus werden neue Medikamente zur Erweiterung des Zeitfensters getestet. Die Erwartungen an das von blutsaugenden Fledermäusen abgeleitete Medikament mit dem Inhibitor Desmoteplase, welches bis zu 9 Stunden nach Symptombeginn eingesetzt werden soll, konnten allerdings nicht erfüllt werden (DIAS-2 Studie).

Atmung

Es sollte auf eine ausreichende Sauerstoffsättigung des Blutes geachtet werden. Gesicherte Daten aus prospektiven Studien liegen derzeitig nicht vor. Bei nicht intubationspflichtigen Patienten empfiehlt die DGN die Gabe von Sauerstoff nur bei schweren Symptomen und in einer Dosierung von 2 bis 4 Litern / Minute über Nasensonde. Die generelle Gabe von Sauerstoff wird derzeit kontrovers diskutiert.

Blutdruck

Nach gängiger Lehrmeinung darf der Blutdruck nicht zu weit und zu schnell gesenkt werden, insbesondere nicht bei Patienten mit vorbestehendem Bluthochdruck. Es soll damit versucht werden, durch einen erhöhten Blutdruck die Durchblutung im Bereich der Penumbra aufrechtzuerhalten, da die Autoregulation des Blutdrucks in diesem Bereich gestört ist und daher die Durchblutung vom systemischen arteriellen Blutdruck abhängig ist. Durch unangepasste Senkung des Blutdrucks kann es zu einer Verschlechterung der Symptomatik kommen. Als Richtwert gilt, dass in der Akutphase erst medikamentös eingegriffen werden soll, wenn der Blutdruck 220/120 mmHg überschreitet. Umgekehrt kann es auch nötig werden, den Blutdruck medikamentös auf hochnormale Werte anzuheben. Nach etwa drei Tagen sollten Blutdruckwerte über 180/100 mmHg behandelt werden, bei Patienten mit einem Bluthochdruck Werte über 180/105 mmHg. Allerdings ist die Studienlage nicht ausreichend. Weder der Nutzen des Gebrauch von blutdrucksteigernden noch von blutdrucksenkenden Substanzen ist ausreichend gesichert (Lit.: Blood pressure 2000). Aktuell wird eine Großstudie (CHHIPS) zu diesem Thema durchgeführt (Lit.: Potter 2005).

Thromboseprophylaxe

Da Schlaganfallpatienten mit ausgeprägteren Lähmungserscheinungen ein deutlich erhöhtes Risiko für Thrombosen und Lungenembolien haben, muss von Beginn an eine ausreichende Thromboseprophylaxe durchgeführt werden. Dies kann mit Na- oder Ca-Heparin s. c. oder niedermolekularem Heparin s. c. durchgeführt werden. Zusätzlich werden Kompressionsstrümpfe verwendet und die frühe Mobilisation als Thromboseprophylaxe angestrebt.
Blutzucker

Es wird eine Normoglykämie bzw. ein hochnormaler Blutzuckerwert (also ein Blutzuckerwert kleiner 8,9 mmol/l [160 mg/dl]) angestrebt. Hierbei denkt man v. a. an den Gehirnstoffwechsel, wobei sowohl Hypo- als auch Hyperglykämien negative Auswirkungen auf die Überlebensfähigkeit der Nervenzellen haben.

Körpertemperatur

Eine erhöhte Körpertemperatur oder Fieber kann die Prognose nach einem ischämischen Schlaganfall verschlechtern. Es wird empfohlen, Körpertemperaturen über 37,5° aktiv mit fiebersenkenden Medikamenten (Antipyretika) zu senken. Kontrollierte Studien zur aktiven Senkung einer erhöhten Körpertemperatur mittels medikamentöser Behandlung oder Kühlung fehlen jedoch.[16] Die Erhöhung der Körpertemperatur kann zentral oder durch Infektionen bedingt sein. Es wird eine Infektsuche empfohlen,[17] allerdings keine prophylaktische antibiotische Therapie.

Hirnödem

Zur Behandlung des Hirnödems müssen schon im Vorfeld eine ausreichende Sedierung und Analgesie durchgeführt werden. Die Therapie erfolgt nach den Prinzipien der Hyperosmolarität und der Hyperventilation. Hypervolämie und Hyperosmolarität erreicht man mit Substanzen wie Mannitol oder Glycerol; es muss hierbei eine engmaschige Kontrolle v. a. der Elektrolyte und des Hämoglobins erfolgen, da die häufigsten Nebenwirkungen Hämolyse, Hyperhydratation und Elektrolytentgleisungen (aufgrund der Hyperhydratation) sind. Es ist zu bedenken, dass der Effekt der Hyperosmolarität nur ein kurzfristiger ist und mit einem Reboundphänomen zu rechnen ist.

Der bei der Hyperventilation auftretende Abfall des arteriellen Kohlenstoffdioxidpartialdrucks (paCO2) führt zu einer Alkalose und einer Vasokonstriktion. Eine Hyperventilation darf nicht zu aggressiv durchgeführt werden, da ansonsten durch die Vasokonstriktion das Infarktgeschehen verstärkt wird. Als Faustregel gilt, dass eine Senkung des paCO2 auf 30 mm Hg zu einer Senkung des intrakraniellen Drucks um etwa 30 % führt. Empfohlen wird aktuell die kurzzeitige Hyperventilation mit paCO2 von 35 mm Hg (untere Normgrenze).

Die Hypothermiebehandlung mit einer Abkühlung auf 32-34 °C Körpertemperatur ist derzeit im

Studienstatus und wird nur in wenigen Zentren durchgeführt, scheint aber möglicherweise erfolgversprechend bei Patienten mit Schädelhirntrauma zu sein.

Steigt der Hirndruck und ist dieser voraussichtlich oder akut medikamentös nicht mehr zu beherrschen, so kommt die neurochirurgische Dekompression in Form der Hemikraniektomie in Betracht (z. B. beim raumfordernden, so genannten malignen Mediainfarkt). Entscheidend ist die frühzeitige Entscheidung zu einer solchen Dekompressionsoperation, d. h. bereits wenige Tage nach dem Schlaganfallereignis, wenn sich eine massive Schwellung anbahnt (und nicht erst, wenn die Schwellung voll ausgeprägt ist). In mehreren großen randomisiert-kontrollierten Studien (DECIMAL, DESTINY und HAMLET) konnte gezeigt werden, dass bei Patienten unter 60 Jahren die Überlebenschancen und die Chancen auf eine weniger stark ausgeprägte Behinderung bei malignem Hirninfarkt durch eine Hemikraniektomie deutlich erhöht werden.[18] Allerdings steigt auch der Anteil der auf Hilfe angewiesenen Patienten mit schweren Behinderungen an, so dass empfohlen wird, den mutmaßlichen Willen des Patienten in die Therapieentscheidung miteinzubeziehen.

Auch bei Patienten über 60 scheint eine Hemikraniektomie die Überlebenschance deutlich zu steigern, wie in einer weiteren randomisiert-kontrollierten Destiny-II-Studie, deren Ergebnisse

2014 veröffentlicht wurden, gezeigt werden konnte. Ein Drittel dieser älteren Patienten behielten schwere Behinderungen zurück und werden dauerhaft auf fremde Hilfe angewiesen sein.

Der Einsatz von Steroiden wird kontrovers diskutiert, die aktuellen Empfehlungen sprechen sich gegen die Gabe von Cortison-Präparaten bei Hirninfarkten aus, da die Schwellung durch die geschädigten Nervenzellen selbst hervorgerufen wird (im Gegensatz zum sogenannten "vasogenen" Ödem bei Hirntumoren, welches hervorragend auf Cortison-artige Medikamente wie Dexamethason ansprechen kann).

Prophylaxe

Die Behandlung der Risikofaktoren (s. o.) gehört zur Sekundärprävention weiterer Infarkte zwingend zur Therapie. Zweitinfarkte haben eine wesentlich schlechtere Prognose als der Primärinfarkt.

Zur Verhütung weiterer Schlaganfälle erfolgt in der Regel eine Medikation mit ASS. Nur bei einem erhöhten Rezidivrisiko (z. B. aufgrund einer gleichzeitig bestehenden peripheren arteriellen Verschlusskrankheit) wird diese mit einem ASS-Dipyridamol-Kombinationspräparat, Clopidogrel oder Phenprocoumon durchgeführt. Bei der Auswahl des geeigneten Medikaments müssen die weiteren Risikofaktoren berücksichtigt werden.

Liegt ursächlich eine Verengung (Stenose) einer Halsschlagader vor, empfehlen die derzeitigen Leitlinien, eine operative oder eine interventionelle radiologische Therapie in Form einer Stentangioplastie zur Entfernung der Stenose ("Carotis-Desobliteration") durchzuführen. Die SPACE-Studie hat gezeigt, dass beide Therapien ähnliche Erfolge verbuchen, wobei die Operation einen leichten Vorteil zu besitzen scheint. Wichtig ist, dass eine Operation möglichst frühzeitig, d. h. wenige Tage nach dem Schlaganfall oder der TIA erfolgen sollte, denn nur so überwiegt der Nutzen die Operationsrisiken.

Komplikationen

Vor allem bei Schluckschwierigkeiten (Dysphagie) kann es im Verlauf zu Aspirationen kommen. Darunter versteht man das Einlaufen von Speichel, Nahrung oder Erbrochenem in die Atemwege. Daraus kann eine Lungenentzündung entstehen.

„Post-Stroke-Depression"

Nach dem Infarkt können Krampfanfälle bzw. eine Epilepsie auftreten.

Ein primär ischämischer Infarkt kann sekundär einbluten. Dies imponiert klinisch meist als Zweitereignis. In einem solchen Fall geht man therapeutisch wie bei einer intracerebralen Blutung vor.

Das abgestorbene Hirngewebe und die Penumbra können so stark anschwellen, dass sich ein raumfordernder Infarkt entwickelt. Der Hirndruck steigt dabei. Um ein Einklemmen und damit den Tod des Patienten zu verhindern, muss eventuell operativ Raum geschaffen werden, indem ein Teil der Schädeldecke zeitweilig entfernt wird (Dekompressionskraniektomie).

Rehabilitation

In der Nachbehandlung des Schlaganfalles wird versucht, verlorene Fähigkeiten wieder zu erlernen, so dass der Schlaganfallpatient sein Leben selbständig meistern kann. Teilweise können andere Regionen des Gehirns die Funktionen der ausgefallenen Bereiche übernehmen. Traditionell wird mit Hilfe der Physiotherapie, Ergotherapie, Logopädie und Neuropsychologie versucht, den Patienten zu helfen (u. a. frühestmögliche Pflege und Therapie nach dem Bobath-Konzept), weiterbehandelnde Rehabilitationskonzepte sind die Spiegel- und die Videotherapie.

Prognose

Ein Teil der Schlaganfallpatienten fällt ins Koma oder stirbt. Ein Jahr nach einem Schlaganfall (im weiteren Sinne) leben noch 60 % der Patienten. 64 % der Patienten, die das erste Jahr überleben, sind auf fremde Hilfe angewiesen. 15 % von ihnen müssen in Pflegeeinrichtungen versorgt werden. Das durchschnittliche jährliche Risiko eines erneuten Schlaganfalls liegt für etwa fünf Jahre bei 6 %. In den ersten 6 Monaten nach einem Schlaganfall beträgt es 9 %, im ersten Jahr liegt es zwischen 13 und 14 % und fällt dann in den folgenden Jahren auf 4–5 % ab. Die Fälle, in denen die Symptome nach kurzer Zeit wieder verschwinden (siehe TIA und PRIND), sollten für den Betroffenen Anlass sein, sich ärztlich über vorbeugende Maßnahmen beraten zu lassen, um ein erneutes evtl. bleibendes Auftreten zu verhindern. Abgestorbene Nervenzellen können zwar nicht mehr nachgebildet werden, aber andere Teile des Gehirns können durch Lernprozesse auch noch nach einigen Wochen die verlorene Funktion übernehmen. Eine frühe Rückbildung gibt eine günstige Prognose.

Literaturverzeichnis

J. Braun, R. Preuss: Klinikleitfaden Intensivmedizin. 5. Auflage. Urban & Fischer, 2002, ISBN 3-437-23760-8.

Gerhard F. Hamann, Mario Siebler, Wolfgang von Scheidt: Schlaganfall: Klinik, Diagnostik, Therapie, Interdisziplinäres Handbuch. ecomed Verlagsgesellschaft, 2002, ISBN 3-609-51990-8.

Graeme J. Hankey: Long-Term Outcome after Ischaemic Stroke/Transient Ischaemic Attack. In: Cerebrovasc Dis. 2003;16(suppl 1), S. 14–19 doi:10.1159/000069936.

Peter Kolominsky-Rabas: Anhaltszahlen zum Schlaganfall aus dem bevölkerungsbasierten Erlanger Schlaganfall-Register im Rahmen der Gesundheitsberichterstattung des Bundes. 2004, URL: [1]

Weitere Literatur

Klaus Poeck, Werner Hacke: Neurologie. Lehrbuch. 12. Auflage. Springer, Berlin u. a. 2006, ISBN 3-540-29997-1.

H. P. Adams, B. H. Bendixen, L. J. Kappelle, J. Biller, B. B. Love, D. L. Gordon: TOAST. Trial of Org 10172 in Acute Stroke Treatment. Classification of subtype of acute ischemic stroke. Definitions for use in multicenter clinical trial. In: Stroke. Mar:1993:24, S. 35–41.

Danksagung für die vielen Emails und Hinweise an:

Professor Dr. Jorg Russman Chefarzt der Neurologischen Abteilung der Klinik in Wien. Er studierte Humanmedizin an der Universität Hamburg und promovierte im Jahr 1989. Auf eine Zeit als Assistenzarzt an verschiedenen Kliniken folgte von 1994 bis 1996 ein Auslandsaufenthalt als Stipendiat der Deutschen Forschungsgemeinschaft an der Stanford University School of Medicine. 1998 habilitierte er im Fach Neurologie. Seit 2010 ist er Chefarzt der Neurologischen Abteilung der Wiener Klinik.

Heinz Duthel, Mai 2015